人生を好転させる

2-week 鉄活

広島ステーションクリニック 理事長
石田清隆
ISHIDA KIYOTAKA

幻冬舎 MC

人生を好転させる
２-week鉄活

はじめに

なんだかいつも体がだるく疲れやすい…
朝起きにくいし、夕方にはガス欠状態で休まないと動けない…
私ってヘタレね…
それとも年齢のせいかしら…

いえいえ、恐らくただの鉄不足ですよ。

爪がよく割れ、髪が細く抜け毛が多い
肌は乾燥しハリがないし、ニキビや吹き出物がなかなか治らない…
かかとやリップがカサカサ…
私っておばあさんみたい…
生まれつき肌や髪が弱いのよね…

いえいえ、恐らくそれも鉄が足りていないせいですよ。

加えてビタミンCや亜鉛も必要ですけど。


最近睡眠が浅く、途中で何回も起きてしまう…

変な夢もよく見るし…

頭にモヤがかかって本を読んでもすぐに眠くなるし、勉強や仕事に集中できずやる気が出ない…

うつかしら？

睡眠薬を病院でもらおうかな…

私って生まれつき頭が悪いのかな…

それとも年齢のせい？


いえいえ、それも鉄をはじめとする栄養を整えれば、改善できると思いますよ。


女性は月経があることで鉄不足に陥りやすく、知らず知らずのうちに体調を崩しています。しかも鉄の重要さを知らないため、本人も周囲の人も気づいていません。

鉄は酸素を運ぶという役割は比較的知られていますが、それ以外にエネルギー産生において非常に重要で、足りないと疲れやすく、その人本来の活動力を低下させてしまうのです。

また、皮膚や髪を構成しているコラーゲンやケラチンの重要な材料であるため、肌の潤いや爪、髪質にとても影響します。

さらに、睡眠、意欲、心の安定に必要な神経伝達物質の合成と伝達に深く関わっており、足りなくなると心の変調につながります。

私は長年、内科専門医、美容皮膚科医として、女性の健康と美の悩みに寄り添ってきました。

8年前にオーソモレキュラー栄養療法と出会って、鉄、ビタミン、たんぱく質などの栄養が健康にいかに大事かを知り、それを整えることにより、今までの不調がウソのように改善される症例をたくさん経験しました。

例えば、1年半学校に登校できていなかった女の子が、2週間で学校に通うことができるようになったり、疲れて家事ができず、いつもイライラして家庭不和で離婚しそうだった主婦が、2週間で夫婦円満に戻ったり、いつもイライラして集中力を失い、仕事ができず離職直前のキャリアウーマンが、2週間で見事にV字回復して職場に復帰したり、長年、抜け毛やニキビなどの肌荒れで悩む女性が、数日で肌質、髪質の改善を自覚したり、これまで数多くの栄養による改善例を経験してきました。

鉄不足をはじめとする栄養の改善は、人生を変えるのです。

私の好きな言葉の一つに〝You only live once〟というフレーズがあります。略して〝YOLO《ヨロ》〟と呼ばれています。

人生は一度きりっ!!!

本書では、鉄の重要性を4つの役割〝ONCE《ワンス》〟という観点から解説し、症状を改善するために必要な食事療法やサプリメントの摂取方法について紹介していきます。少し専門的な用語も出てきますが、はじめはマーカーのひかれた文章だけでもよいですから、イラストやコラムを参考に読んでくださいね。

さあ、〝Let's鉄活!!!〟

2週間頑張れば、あなたの人生は変わります。

鉄不足が原因で体の不調に悩まれている多くの女子の人生を好転させる助けとなることを心から願っています。

鉄不足が原因かも!?

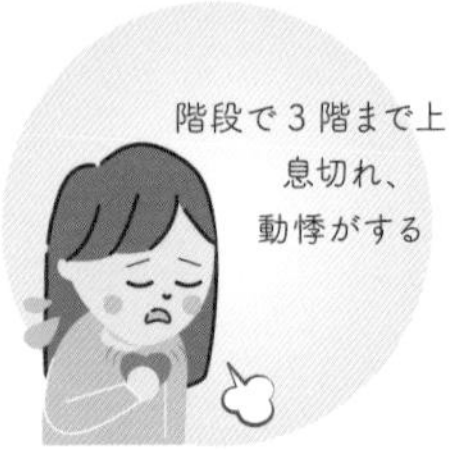
階段で3階まで上ると
息切れ、
動悸がする

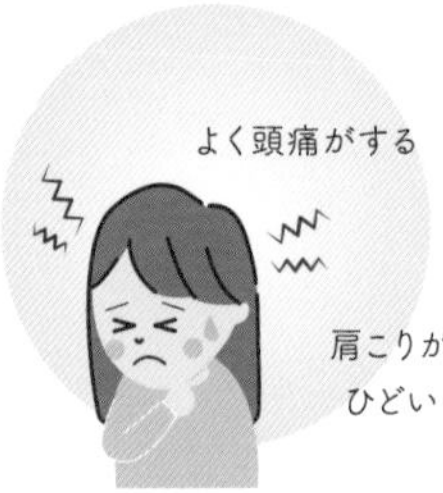
よく頭痛がする
肩こりが
ひどい

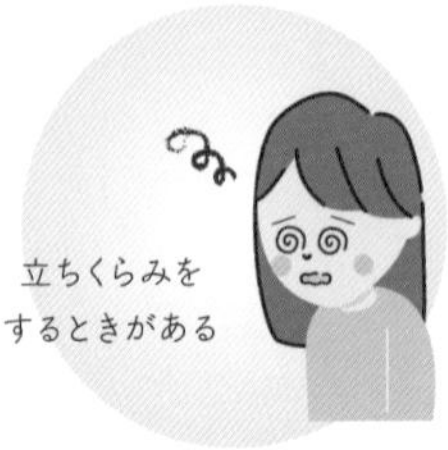
立ちくらみを
するときがある

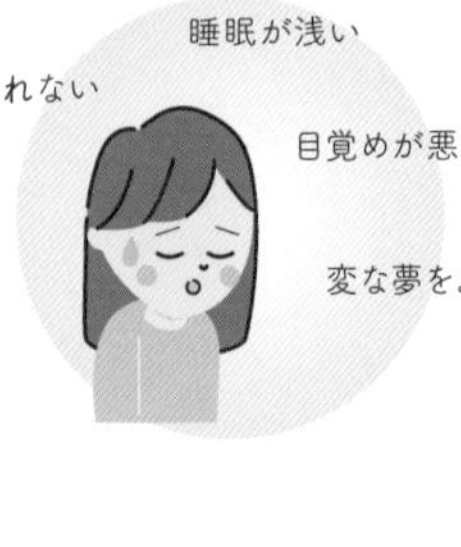
睡眠が浅い
朝起きられない
目覚めが悪い
変な夢をよく見る

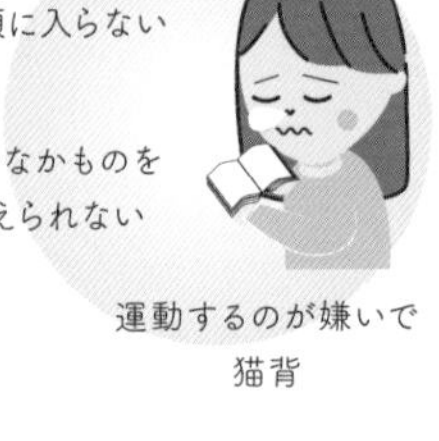
集中力がない
本を読むとすぐ眠くなり
なかなか頭に入らない
なかなかものを
覚えられない
運動するのが嫌いで
猫背

典型的　鉄欠女子

こんな症状は

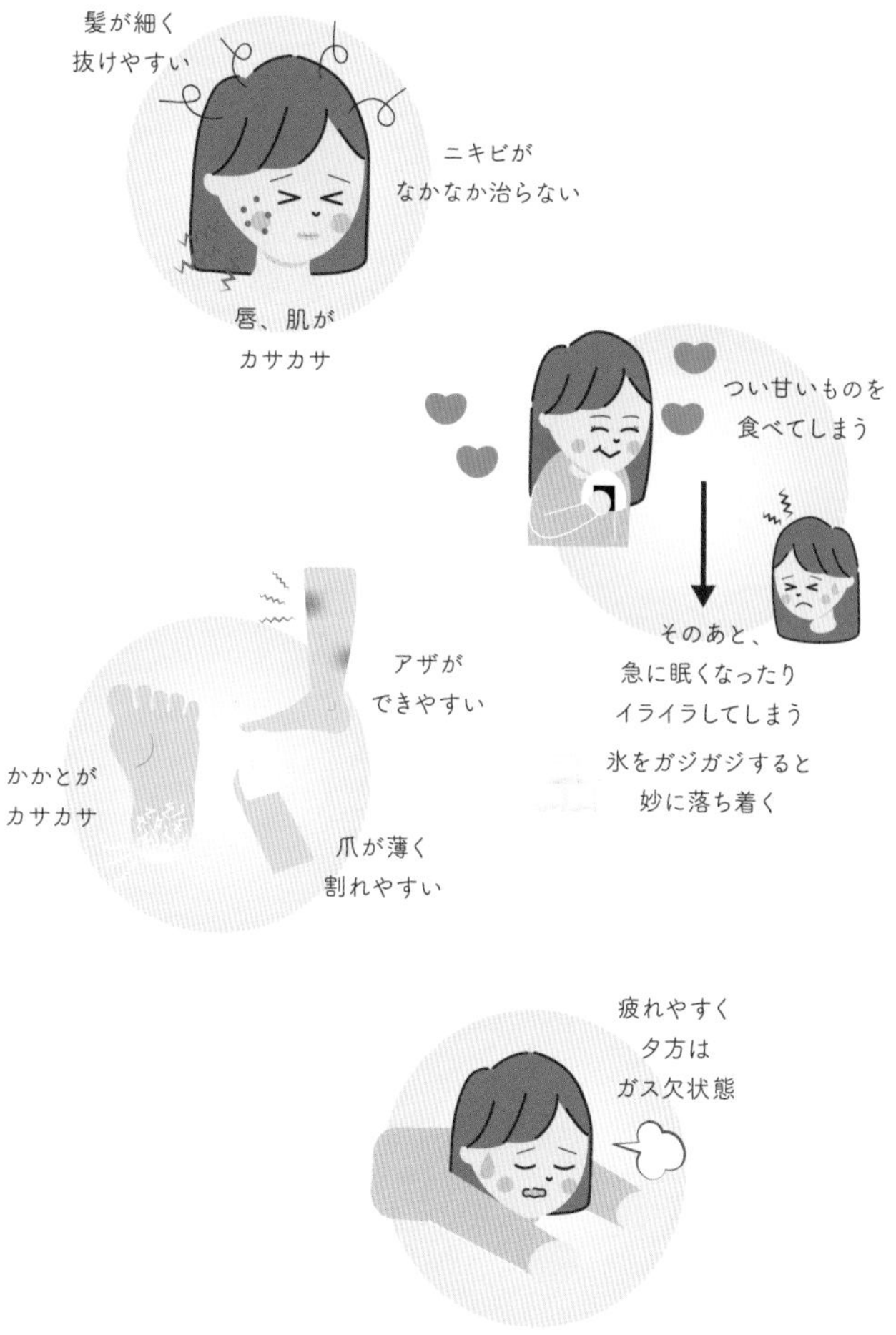
髪が細く
抜けやすい
ニキビが
なかなか治らない
唇、肌が
カサカサ
つい甘いものを
食べてしまう
そのあと、
急に眠くなったり
イライラしてしまう
氷をガジガジすると
妙に落ち着く
アザが
できやすい
かかとが
カサカサ
爪が薄く
割れやすい
疲れやすく
夕方は
ガス欠状態

目次

はじめに　2
典型的　鉄欠女子　こんな症状は鉄不足が原因かも!?　7

PART 1
だるい、朝起きられない、やる気が出ない……
女性特有の不調は鉄不足が原因！

栄養を整えれば体調は改善し人生が好転する　14
大人女子は貧血はなくとも圧倒的に鉄不足が多い　16
鉄不足？　そもそも「鉄」って何？　18
どうして鉄不足になるの？　20
鉄はリサイクルで有効利用？　鉄代謝の仕組みとは　22
コラム　フェリチンとは　27
コラム　鉄不足になる原因　28

PART 2
鉄の4つの役割に基づいた「ONCE分類」で鉄不足度をチェック！

鉄の役割は4つある 30
O 鉄は全身をイキイキさせる酸素の運び屋さん 32
N 幸せやトキメキも「鉄」次第？ 神経伝達物質と深い関係 36
C ハリ、つやの素コラーゲンの合成にも鉄は欠かせない 40
E 元気女子のエネルギーは鉄なしにはつくれない 44
あなたも鉄不足？ チェックしてみましょう 50
ONCE分類で〝鉄不足度〟をチェック！ 52
不調のある鉄欠女子はほかの栄養素の不足も合併しやすい 54

PART 3
鉄活に欠かせない栄養療法「オーソモレキュラー」の知っておきたい栄養医学的7つのポイント

「鉄活」を実践してみよう！ 58

①胃腸の状態を整える　60
コラム　漏れる腸が炎症のもとに!?「リーキーガット症候群」　67
②十分なエネルギー摂取　68
コラム　大切なエネルギー源　良質な油を摂ろう　69
③たんぱく質は最も大事！　消化できる範囲で適切に摂取を！　70
④ビタミン・ミネラルを至適量（その人にとって最適な量）補う　72
⑤糖質の摂りすぎに注意　74
⑥飲酒の影響　78
コラム　痩せていても脂肪肝!?　81
⑦ライフスタイルで必要な栄養は異なる（個人差）　82

PART 4

Let's 鉄活！ 2週間で鉄不足の症状は改善できる！

鉄分の多い食品と食べ方　86
コラム　ヘム鉄と非ヘム鉄の吸収経路　89

鉄の吸収をアップする食事 90
レシピ 鉄活のためのお肉料理4選 92

PART 5

Let's 鉄活! サプリメントは鉄欠女子の心強い味方!

鉄を食事だけで十分摂ることはけっこう難しい 鉄サプリメントで補おう 98
鉄の補給にはヘム鉄のサプリがおすすめ 100
鉄サプリを摂らないほうがよい場合とは? 104
併用したほうがよいサプリメントとその量 106
コラム 亜鉛不足 109
コラム マグネシウム不足 111

PART 6
元気になった！ 人生が変わった！
2-week鉄活 Case Studies

Case 1 朝は起きられず、集中力も続かないため、1年半の不登校に。
▼▼▼鉄を摂って2週間で学校に通えるように！ 114

Case 2 夕方以降はだるくて何もできず、過食もひどい状態に。
▼▼▼鉄のおかげで家事ができるようになったのがうれしい。 117

Case 3 仕事でミスが続き、歩くのもしんどかった。
▼▼▼鉄を摂ると元気になり、乾燥肌も改善！ 120

Case 4 うつ病で頭痛もひどく、薬をいくつも飲んでいた。
▼▼▼頭がクリアになって、仕事が1時間早く終わるようになった。 123

Case 5 疲れやすく、やる気が出ない。なぜか速く走れない。
▼▼▼マラソンランナーに鉄は必要と実感。 126

おわりに 129

PART 1

だるい、朝起きられない、やる気が出ない……女性特有の不調は鉄不足が原因！

栄養を整えれば体調は改善し人生が好転する

体がだるい、朝起きられない、イライラ、クヨクヨしてばかり、食べるとすぐに胃がもたれる……私のクリニックにはさまざまな不調で悩んでいる女性が多数、相談に来られます。

ほかの医療機関で症状を抑える薬をもらってもなかなか改善しなかったり、ぶり返したりする人も多く、挙げ句にはストレスのせいと片づけられたり、気のもちようなどと突き放されたりして余計に落ち込んだと涙ながらに話す人もいます。

長年の病院通いをしても良くならなかった人が、私のクリニックではたった一つのことを見直すだけでみるみるうちに元気になり笑顔を取り戻すのです。

それこそが「栄養」です。

信じられないかもしれませんが、私のクリニックを訪れる若い女性患者の7～8割に血液検査などで栄養の不足が見つかります。かつて栄養の不足といえば戦中戦後に食べ物がなくやせ細り、カロリーや栄養が足りない状態を指しました。しかし飽食の時代と呼ばれるようになって久しい現代では、一見そうとは分からない体格をしていてもビタミンや鉄をはじめとするミネラル、たんぱく質などの体に必要な栄養が不足し、全体的な栄養バランスが崩れていることがあるのです。

そこで栄養を補い、バランスを整えると、多くの場合たった2週間で、薬だけに頼らずに体調の変化を実感できるのです。長い人生を元気に、そしてハッピーに送るためには何を食べるか、どんな栄養を摂り込むかにかかっているのです。

女子の体の不調の原因

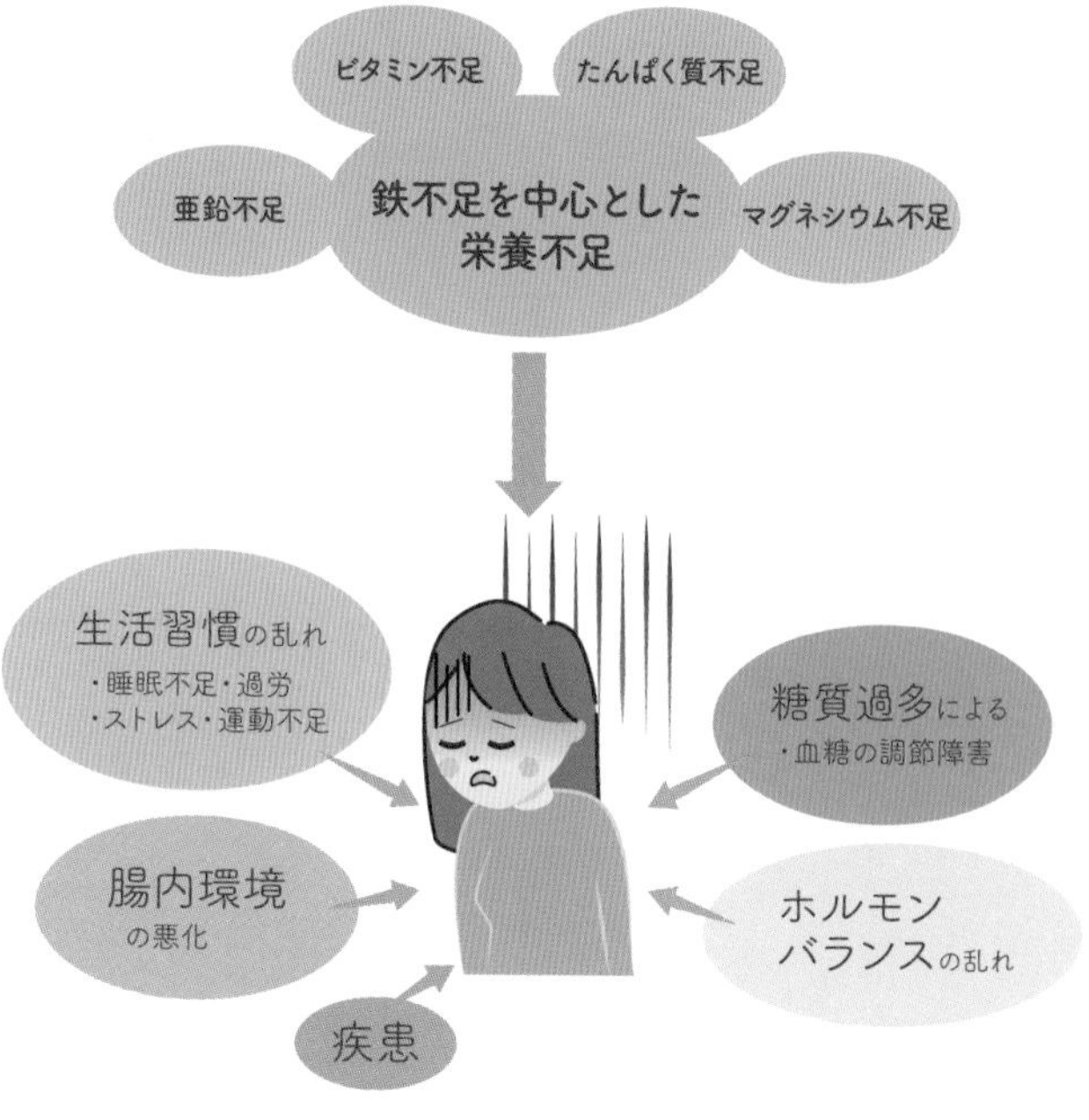

不調の原因の多くが栄養の不足であると
本人や主治医が気づいていない

but

栄養を整えると元気になれる！

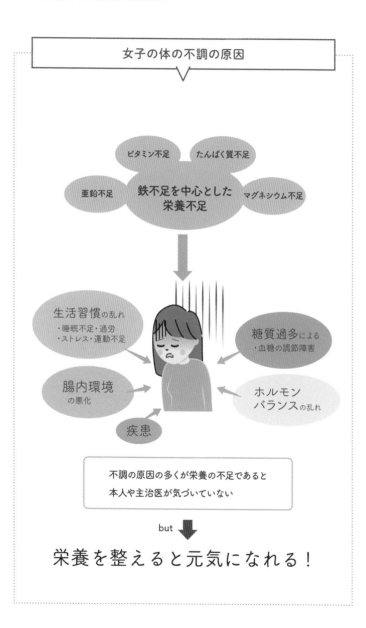

大人女子は貧血はなくとも圧倒的に鉄不足が多い

さて、現代の女性はどんな不調をかかえているのでしょう？

左の図は、20～30代の女性を対象に最近1年以内の体の不調を調査したものです。この調査によると、85・3％が体の不調を感じたことが「ある」と回答しています。不調を感じている人のうち、76・8％が「からだの疲れ（だるさ、倦怠感）」があるとの回答でした。さらに「肩こり」（66・8％）、「頭痛、頭が重い」（61・1％）、「目の疲れ」（54・5％）「腰痛」（54・1％）といった症状を半数以上の人が感じている結果になっています。

また、半数には及びませんが「イライラ・不安」「めまい・立ち眩み」「不眠、寝つきが悪い、眠りが浅い」「冷え性」「どうき、息切れ」などの症状も注目されます。大人女子は仕事もプライベートも頑張りすぎる毎日で、まさに体が悲鳴を上げている状態です。

これらの症状で病院へ行くと、通常の血液検査や画像診断では異常が見られず「自律神経の乱れ」や「ホルモンの影響」などと診断されることが多く、漢方薬、頭痛薬、睡眠剤、精神安定剤などが処方され、「ストレスをためないように」とアドバイスされます。

こうした症状は、まだあまり知られていませんが、実は〝鉄不足〟を中心とした栄養の不足からきていることも多いのです。そして、この〝鉄不足〟の多くは血液検査で貧血はないのに、貯蔵されている鉄が少ないためにさまざまな不調が現れることを指します。

大人女子の体の不調データ

最近１年以内に体の「不調」や「体調不良」を感じたことはありますか？（n＝516）

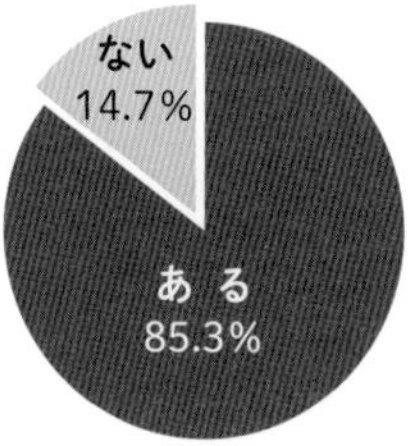

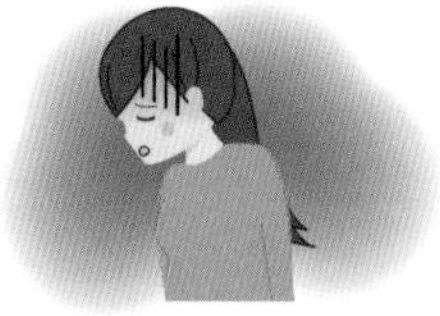

（All About 調べ）

「ある」を選んだ方にお聞きします。あなたが感じた「不調」「体調不良」の症状として当てはまるものを、全てお選びください。（n＝440）

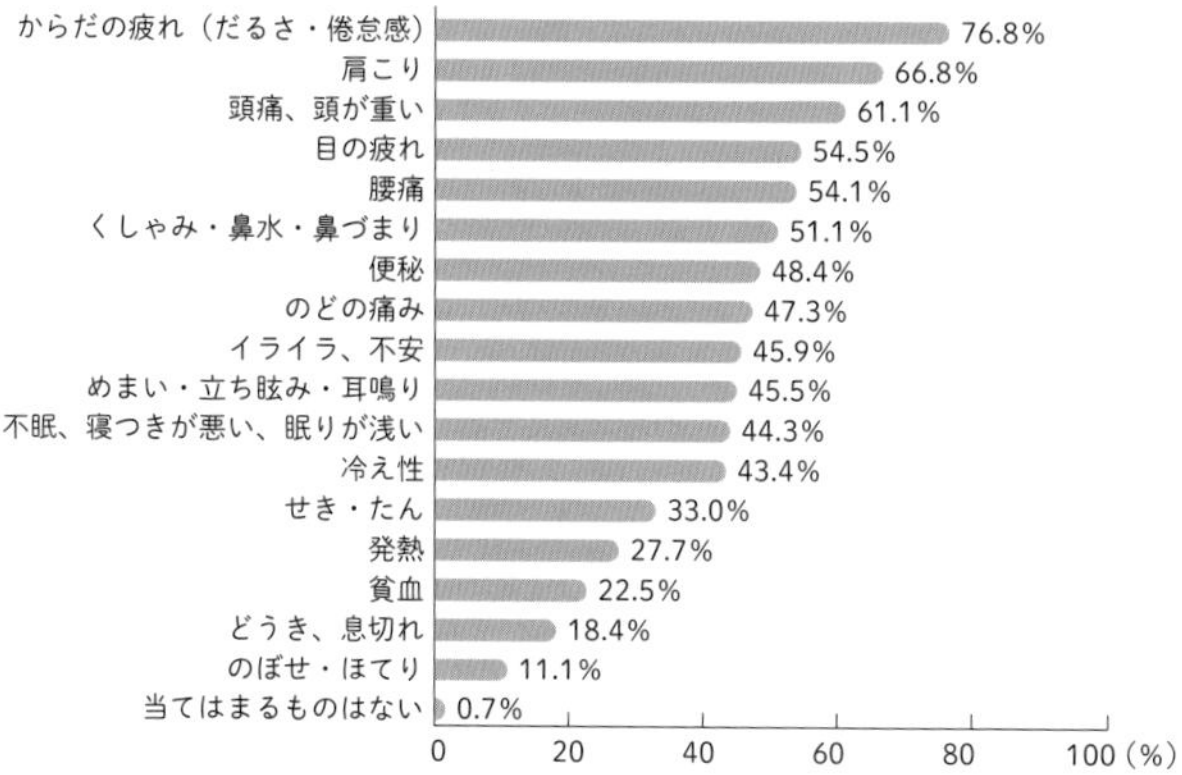

（All About 調べ）

鉄不足？
そもそも「鉄」って何？

鉄は多くの食物に天然に存在する鉱物です。植物は土中の鉱物から鉄やその他のミネラルを吸収し成長します。

栄養素としての**鉄はミネラル**の一種としてよく知られています。ミネラルとは人間の体に微量に存在する栄養素で、体をつくる材料になったり、体のさまざまな機能に関わる酵素の成分になったりするなど、多くの働きをしています。体内で合成ができないため、食物から摂る必要があります。

鉄は2価鉄イオン（Fe^{2+}）と3価鉄イオン（Fe^{3+}）の間で移り変わりやすい性質をもっています。この反応を**REDOX**（酸化還元）といい、ほぼすべての生物は、この反応を使ってエネルギーを得て生きています。

人間にとっても、生きていくのになくてはならない栄養素なのです。

また、2価鉄イオンは、生物系で最も反応性の高い**ヒドロキシルラジカル**という活性酸素を生み出します。

そのため、私たちの体には、鉄が過剰にならないように厳格なシステムが備わっています。加えて、反応しやすい2価鉄イオンは、血中では比較的周囲と反応しにくい3価鉄に変換され、さらにたんぱく質（トランスフェリン）と結合して、より安定した状態で流れています。また、組織中の3価鉄イオンはアポフェリチンというたんぱく質に包まれ、フェリチン（P27コラム　フェリチンとは参照）として安定した状態で貯蔵されます。

鉄の性質

すべての生物はREDOX(酸化還元)反応の
エネルギーを使って生きている

反応しやすい　　　　反応しにくい

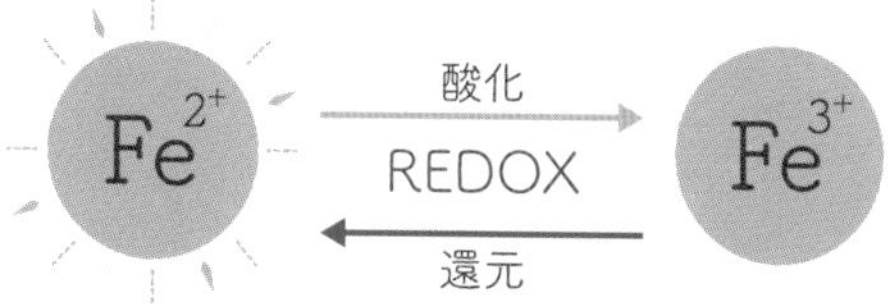

- 水に溶けやすい
- 体に吸収されやすい
- 細胞障害を起こしやすい（毒性）

- 水に溶けにくい
- たんぱく質と結合しより安定
  - 移動（トランスフェリン）
  - 貯蔵（フェリチン）

ヒドロキシルラジカル

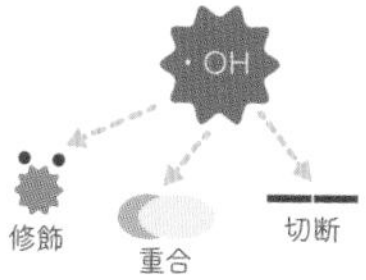

生物系で最も反応性の高い化学種
近傍の生命分子の切断・重合・
修飾を起こす

鉄を触媒として発生するフリーラジカルが
起こす基本的な反応

鉄は怖い活性酸素のもとになる可能性がある

どうして鉄不足になるの？

次に、鉄不足はどんな原因で起こるか見てみましょう。

私たちは、食事から1日に10〜15mgの鉄を摂取します。そのうち、ざっくり1割、約1mgが吸収されます。

一方、便や尿、汗、皮膚から排せつされる鉄の量は1日約1mgです。つまり、1日の吸収量と喪失量は等しく、バランスが取れています。

女性は1回の月経で40〜120mL（平均60mL）の血液を喪失します。これは鉄量に換算すると20〜60mg、平均で30mgの鉄に相当します。つまり、生理のある女性は、ひと月あたりの吸収量30mgに対して喪失量は60mgとなり、鉄が不足してしまうのです。そのため、月経のある10〜40代の間は貧血が起こりやすいのです。

さらに婦人科系の病気などによって出血が持続すると貧血がひどくなることもあります。月経周期や月経量の異常による貧血も少なくありません。

妊娠や授乳で赤ちゃんに栄養を与えることで栄養不足になったり、出産による出血で貧血を起こすこともあります。

このように、女性は男性に比べると鉄不足が起こりやすい一生を送ります。

（P28コラム　鉄不足になる原因参照）

しかも、疾病による出血に比べ、量が少なくゆっくりと鉄不足が進行するため、だるさや頭痛、息切れなど、普段から貧血という状態に慣れてしまっていて、血液検査で指摘されるまで気づかないことが多いのです。

鉄の吸収と排泄

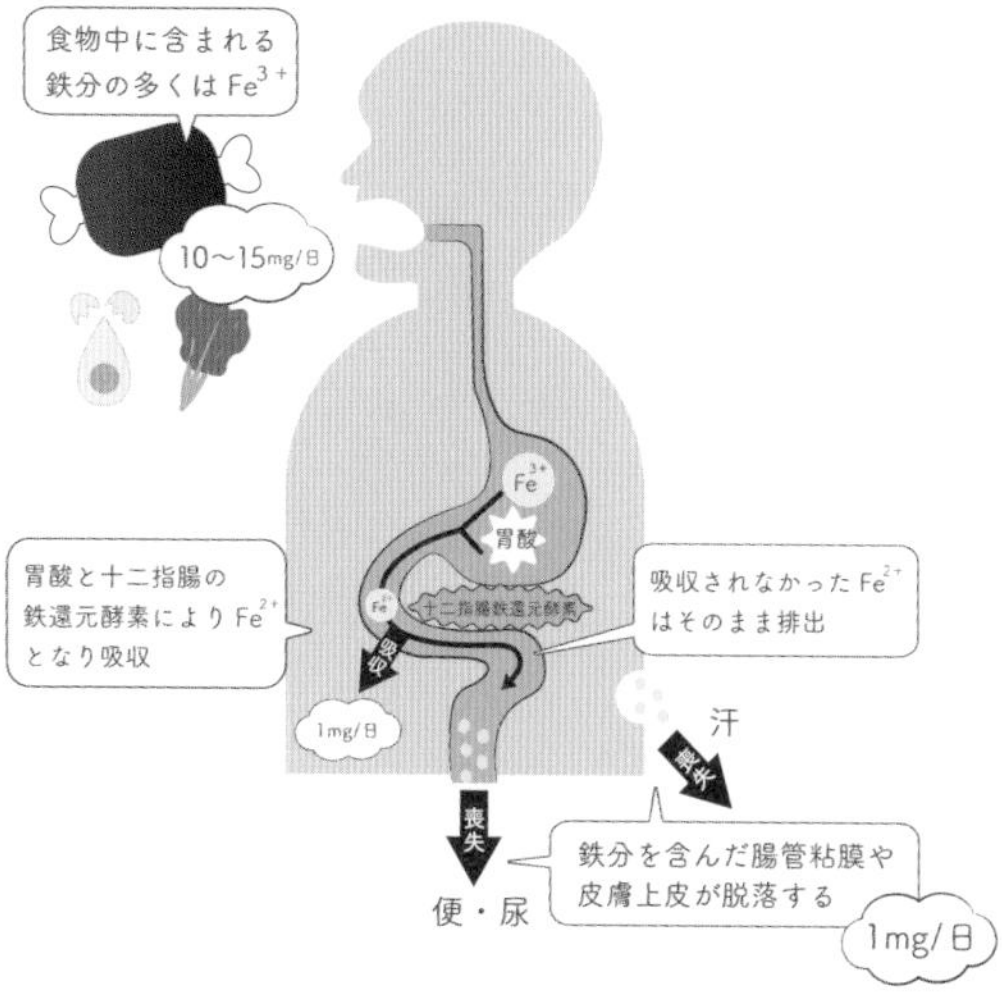

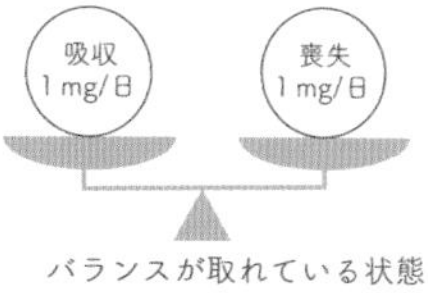

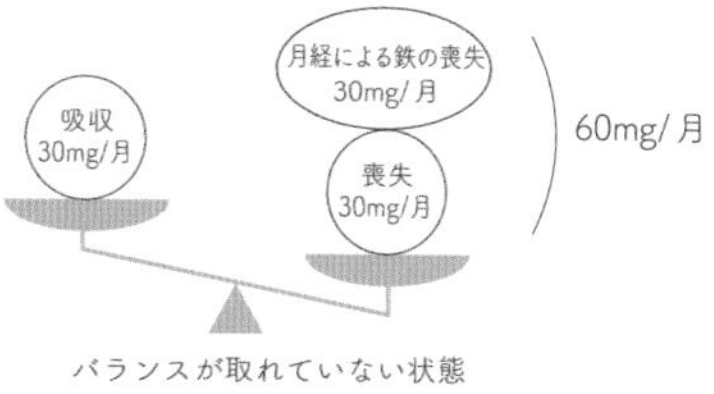

通常、食事から吸収される量と排泄される量はバランスが取れている
しかし、月経があると不足しやすい

鉄はリサイクルで有効利用？
鉄代謝の仕組みとは

次に、体の中の鉄はどのように利用されているかを見てみましょう。

私たちの体の中には、3～5gの鉄が存在しています。パチンコ玉1個の重さは法令規定で5・4～5・7gですから、それにも満たない量で、私たちの体調、人生が大きく変わるのです。

このうち約7割は、血液の赤い成分である赤血球の中に存在します。

私たちが食べたものに含まれている鉄は腸から体内に吸収され、血液中でトランスフェリンというたんぱく質と結合します。トランスは「輸送」を意味する英語「transportation」に由来し、名前が示すとおり鉄を骨髄まで運ぶ役割を担います。

なお、トランスフェリンと結合した鉄を「血清鉄」といいます。

血清鉄は骨髄で赤血球のもととなるヘモグロビンの材料となります。ここで赤芽球と呼ばれる赤血球の赤ちゃんとくっついたあと、赤芽球は赤血球へと成熟していくのです。

こうして大人になった赤血球は骨髄から出て、血液の成分として体を巡ることになります。この一連の流れを「造血」といい、1日に約20㎎の鉄が使用されます。

赤血球は約120日で寿命を終えます。その際、脾臓で老廃物を食べて処理する細胞（網内系マクロファージ）に取り込まれ壊されます。鉄は血液に放出され、再びトランスフェリンにのって骨髄に運ばれ、新たな赤血球をつくるのに使

鉄代謝

鉄貯蔵鉄	3〜5g
赤血球	7割
貯蔵鉄	2.5割
その他	0.5割

ミオグロビン、鉄関連酵素
トランスフェリンなど

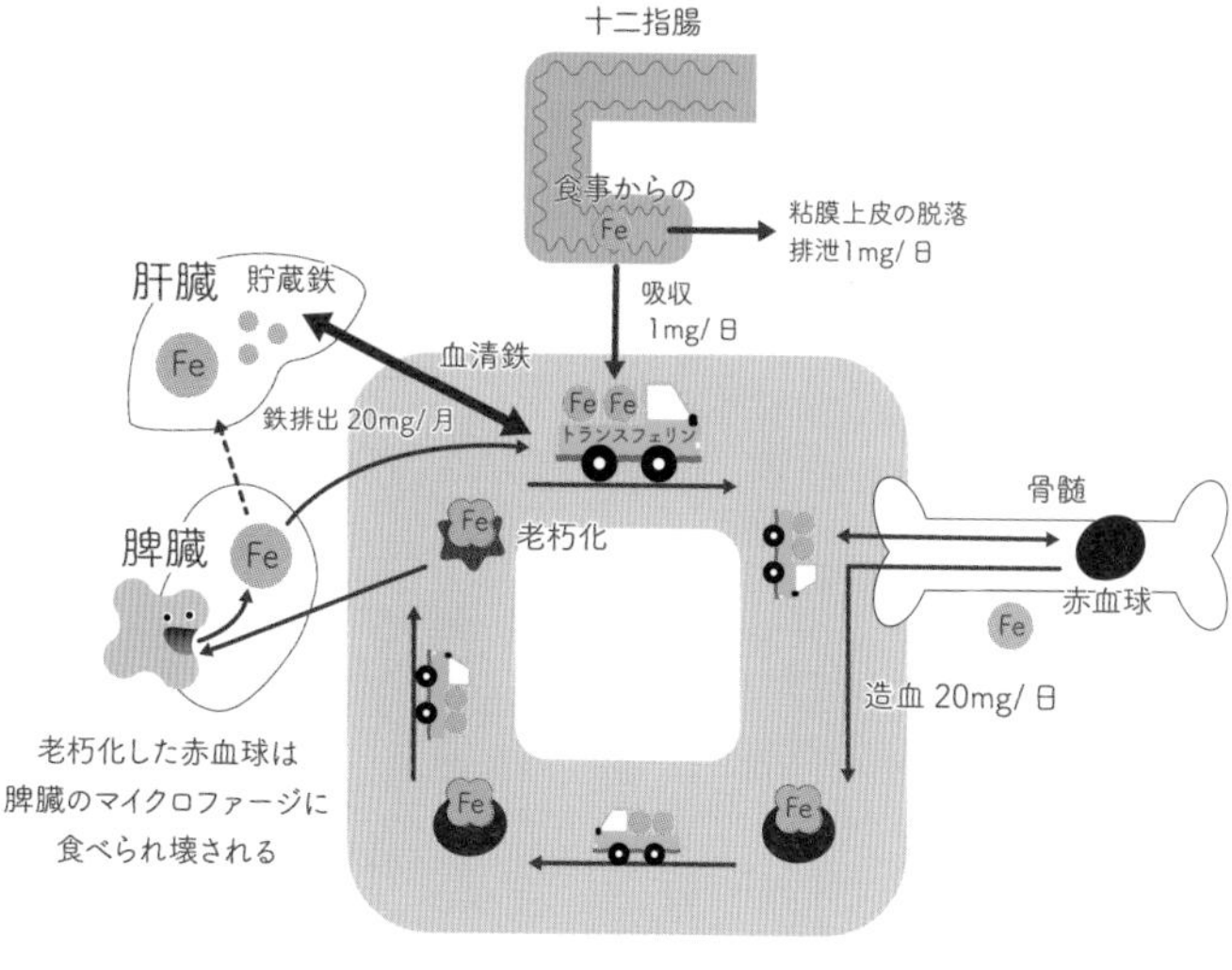

体の Fe の多くは赤血球の中にあり、造血に使われる１日量と、赤血球が壊されて排出される量はほぼ同量。足りないと貯蔵鉄から補給される

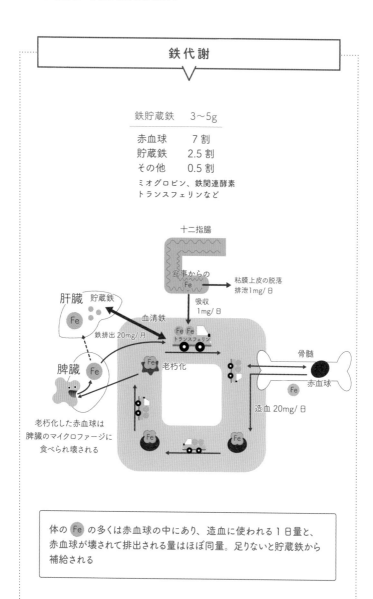

われるのです。この放出される鉄量は、約20㎎で、ちょうど造血に使用される量と同じです。

つまり、私たちの体の多くの鉄の代謝はリサイクルでまかなわれている〝閉鎖回路〟なのです。このように古くなった赤血球から鉄を再利用する便利な仕組みが体には備わっているのです。

なお、余った鉄は、肝臓・脾臓・骨髄などに貯蔵鉄（フェリチン）として保存され、必要に応じて血液に放出され、鉄の供給を行います。

腸からの鉄の吸収、骨髄細胞の取り込みは、フェロポーチン（P89コラム　ヘム鉄と非ヘム鉄の吸収経路参照）という鉄の出入り口で調整されています。鉄が十分満たされると肝臓からヘプシジンというたんぱくが分泌されフェロポーチンを減らすことで鉄の吸収や移動を阻害し、鉄が過剰にならないよう私たちの体は厳格に調整します。

特記すべきこととして、体に「炎症」があると、病原体に感染したととらえ、それが増殖しないよう腸からの吸収や移動を阻害しようと肝臓からヘプシジンが分泌され、鉄の利用を阻害し、血中の鉄を下げるよう働きます。

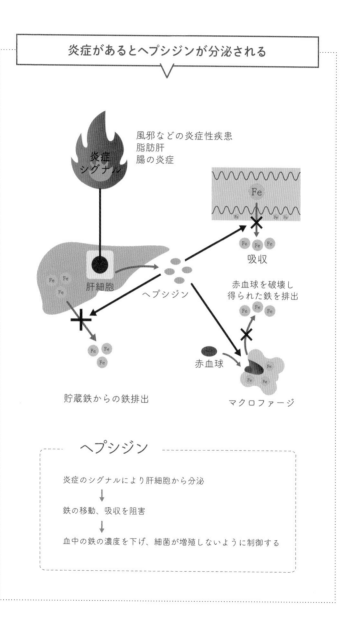

炎症があるとヘプシジンが分泌される

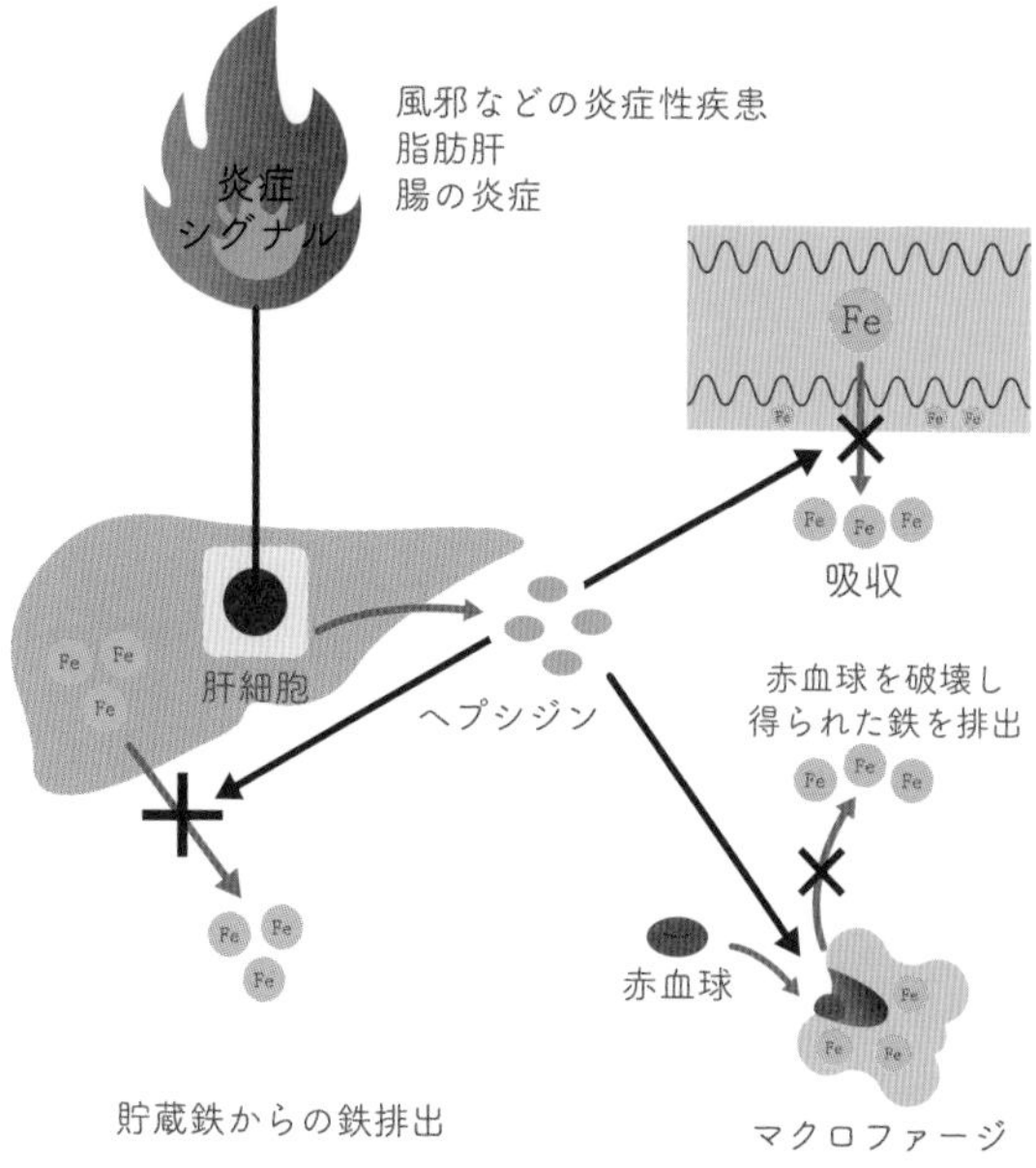

ヘプシジン

炎症のシグナルにより肝細胞から分泌

↓

鉄の移動、吸収を阻害

↓

血中の鉄の濃度を下げ、細菌が増殖しないように制御する

ただし、血清フェリチン値は体に「炎症」があると、貯蔵鉄量にかかわらず上昇します。

この「炎症」とは、風邪や肺炎などの炎症だけでなく、脂肪肝をはじめとする肝障害やがんなども含みます。鉄欠乏性貧血であっても、これらの疾患がある場合は血清フェリチン値が低下せず、鉄欠乏性貧血が見逃されてしまうこともあるので注意が必要です。

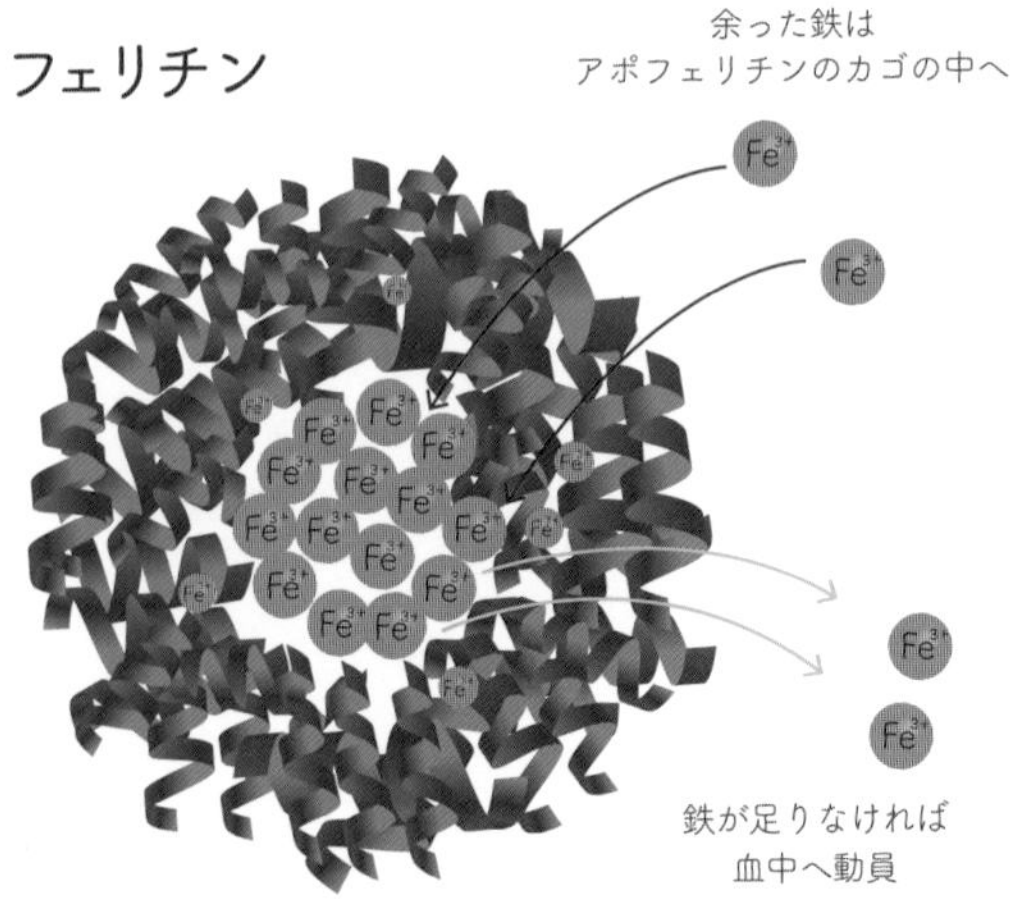

貯蔵鉄≒フェリチン

コラム

フェリチンとは

フェリチンは、一言でいうと鉄を貯蔵したたんぱく質です。右図で示したアポフェリチンのカゴの内腔に約4500個もの3価の鉄を貯蔵することができます。

体に鉄が足りなくなると、ここから鉄が供給される仕組みになっています。血中に存在するフェリチンは全体の約0.01%と非常にわずかですが、貯蔵された全体のフェリチンを反映することから、血中のフェリチンは鉄不足の重要な指標になります。血清フェリチン1ng/mLは8~10mgの貯蔵鉄に相当するといわれています。

また、鉄は体内で過剰になると毒性がありますので、もし何らかの理由で過剰に吸収された場合はフェリチンがつくられ、鉄を貯蔵することによって、過剰な鉄によりダメージを受けないようにする働きもあります。

基準値は測定方法等により施設で差がありますが、注意すべきはこの値は検査会社の従業員の女性から算出されたものであるということです。

従業員が生理のある若い女性が多いと当然低く出るため、体に最適な値を示したものではありません。私のクリニックでは80ng/mL以上を理想とし、50ng/mL未満は要注意、25ng/mL未満はすぐに治療を開始すべき状態と判断しています。（P51 症状を血液検査の結果と組み合わせてチェック、P55 鉄欠乏症と関連する血液検査の表参照）

コラム

鉄不足になる原因

1　鉄の喪失

<出血>（血液1mLで鉄0.5mg喪失）
◎通常の月経　◯婦人科疾患による月経過多
◯出産　◯消化管出血（潰瘍・がん）
<汗>　スポーツなどによる発汗（汗1Lで鉄0.5mg喪失）
<溶血>スポーツの機械的ダメージによる運動性溶血性貧血
（P126 Case Studies Case 5参照）

2　鉄吸収の低下

◎摂取量の不足
肉嫌い、糖質過多による偏った食事、無理なダイエットなど
◎体の炎症
ヘプシジンが分泌され鉄吸収低下
感染症、リウマチ、がん、脂肪肝、腸内環境の悪化など

3　鉄需要の増大

◎成長期
体重1kg増加で鉄30mgほど必要
◎妊娠・授乳

特に思春期は、生理の開始、体の成長、スポーツによる発汗などが重なり、鉄不足になりやすい。

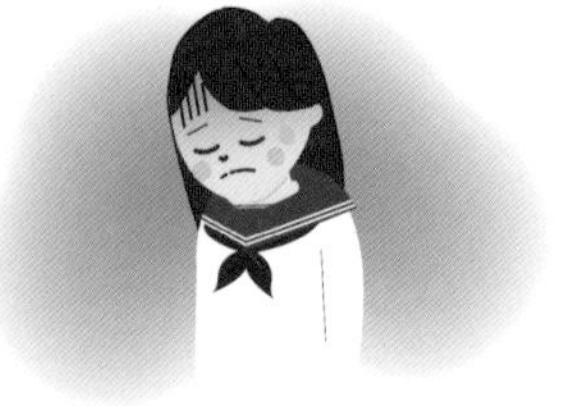

PART 2

鉄の4つの役割に基づいた「ONCE分類」で鉄不足度をチェック！

鉄の役割は4つある

鉄は赤血球の材料で、私たちの健康を維持、向上させるためにさまざまな役割を担っています。

特に重要なのが

「酸素の運搬」（Oxygen Transportation）、
「神経伝達」（Neurotransmission）、
「コラーゲン合成」（Collagen Synthesis）、
「エネルギー産生」（Energy Production）

の4つです。

「酸素の運搬」は呼吸で取り込んだ酸素を細胞一つひとつに届けること、「神経伝達」は主に脳内で神経伝達物質の合成と伝達に関与していること、「コラーゲン合成」は皮膚をはじめ、髪、爪、血管の壁など、全身の組織の支えを強化すること、「エネルギー産生」は生きるのに必要な活動力を生み出すことです。

これらのどれか一つでも、鉄が不足し手が回らなくなると、健康面でも美容面でもトラブルのもとになります。

ちょっと動いただけで息切れする、頭が働かずミスばかりする、何をやっても肌のコンディションが整わない、疲れが取れずやる気も出ない、いつも体がだるい、睡眠が浅くて途中で起きてしまう……鉄欠女子が抱える悩みのほぼすべては、これらの役割が果たせていないことで説明がつくといっても過言ではありません。

私はこれらの英語の頭文字を取って「ONCE（ワンス）」と名付けました。鉄のことをもっと知っていただくためにも、鉄欠女子はもちろん、すべての女性に覚えておいてほしい言葉です。

鉄の役割

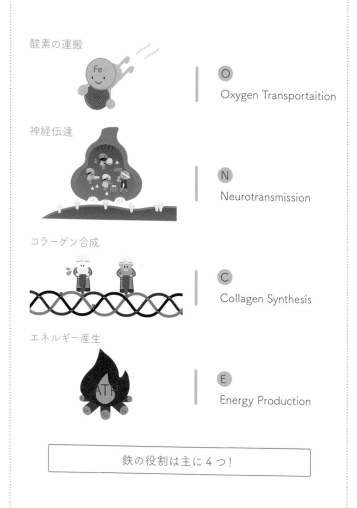

酸素の運搬

O
Oxygen Transportaition

神経伝達

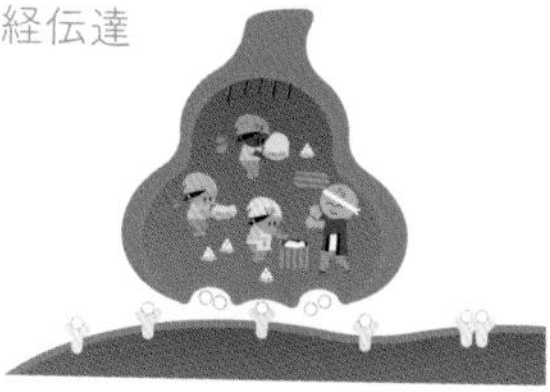

N
Neurotransmission

コラーゲン合成

C
Collagen Synthesis

エネルギー産生

E
Energy Production

鉄の役割は主に４つ！

O 鉄は全身をイキイキさせる酸素の運び屋さん

生きていくのになくてはならない酸素、その酸素に鉄はとても重要な関わりをもっています。

私たちの体は何十兆個もの細胞からできており、その細胞一つひとつが呼吸をしながら生命活動を営んでいます。その原理は私たちの呼吸とまったく同じで、酸素を取り込み、二酸化炭素を排出するというものです。

私たちが呼吸をして取り込んでいる酸素は、肺を通って血液に溶け、全身の細胞へと運ばれます。その溶け方には2パターンあり、一つは酸素の分子のまま溶けている状態（物理的溶解）、もう一つは血液中の物質と結びついて溶けている状態（化学的溶解）です。しかし、両者は運べる量に差があり、血液中の物質と結びつくほうが分子のままよりもより多くの酸素を運ぶことができるのです。

その血液中の物質こそが「ヘモグロビン」です。赤い色素のもと「ヘム」と「グロビン」というたんぱく質からできていますが、たくさんの酸素と結びつく力があるのは「ヘム」です。ヘムが赤いのは「鉄」が含まれているからで、酸素を全身に運ぶのも「鉄」なのです。

血液100mLあたりでいうと、仮にヘモグロビンがなければ酸素は0・3mLしか溶けることができません。しかしヘモグロビンは、1分子につき酸素を運ぶ「手」が4つあって、酸素をがっちりつかみます。これにより、血液100mLで約20mL、実に70倍もの酸素を運ぶことができるのです。

鉄は赤血球の材料

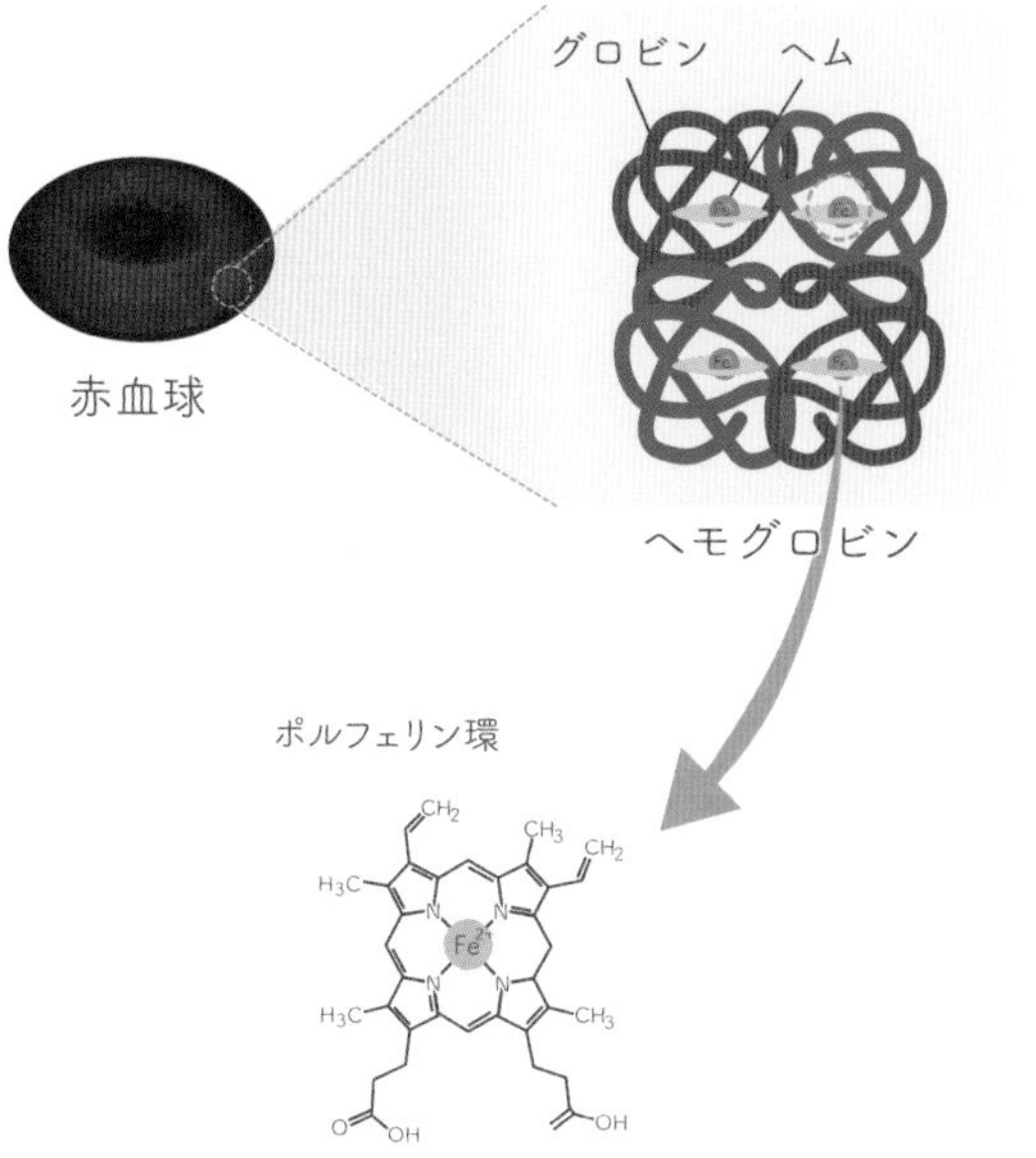

ヘム鉄の分子構造

ヘム鉄の中心の Fe^{2+} に O_2 が結合する

（1個のヘモグロビンに4分子の酸素が結合できる）

ヘモグロビンは、O_2 を単に血液に溶解している状態より、70倍の量を運ぶことができる

O 鉄は全身をイキイキさせる酸素の運び屋さん

私たちの体には成人で1分間あたり4〜5Lの血液が心臓から押し出されています。そこに溶け込んでいる酸素の量は、先の考え方に当てはめると約1L。安静時に必要とする酸素量は約240mLといわれていますので、これだけあれば十分、まかなえるはずです。

ところが、もし鉄不足になってしまったら……？　ヘモグロビンも不足し低値になってしまいますから、全身に運ばれる酸素の量も減ってしまいます。そうなると体は大変！「酸欠だ（怒）」とさまざまな「不調のサイン」を出してくる、というわけです。

階段を上ると**息切れ**したり、ドキドキと**動悸**がしたりするのは酸欠による体からのSOSです。また、脳に十分な酸素が行きわたらなければ**立ちくらみ**や**頭痛**がしてきますし、筋肉が酸素不足になると**肩こり**が起こりやすくなってしまいます。

血液の**ヘモグロビン**は全身を巡って細胞に酸素を届けるとともに、細胞から出された二酸化炭素も回収します。静脈を通ってそれを肺に持ち込むと、酸素と二酸化炭素の交換が肺の中で起こり、**ヘモグロビン**は再び酸素を抱えて全身へ運搬する、といったように休む間もなく巡っています。

こんな働き者の**ヘモグロビン**をすこやかな状態に保つのは〝オーナー〟であるあなたの役目です。鉄を豊富に含んだ食材を積極的に摂ることは、今すぐにでも始められる**ヘモグロビン**への思いやりあるケアといえるでしょう。

酸素の運搬

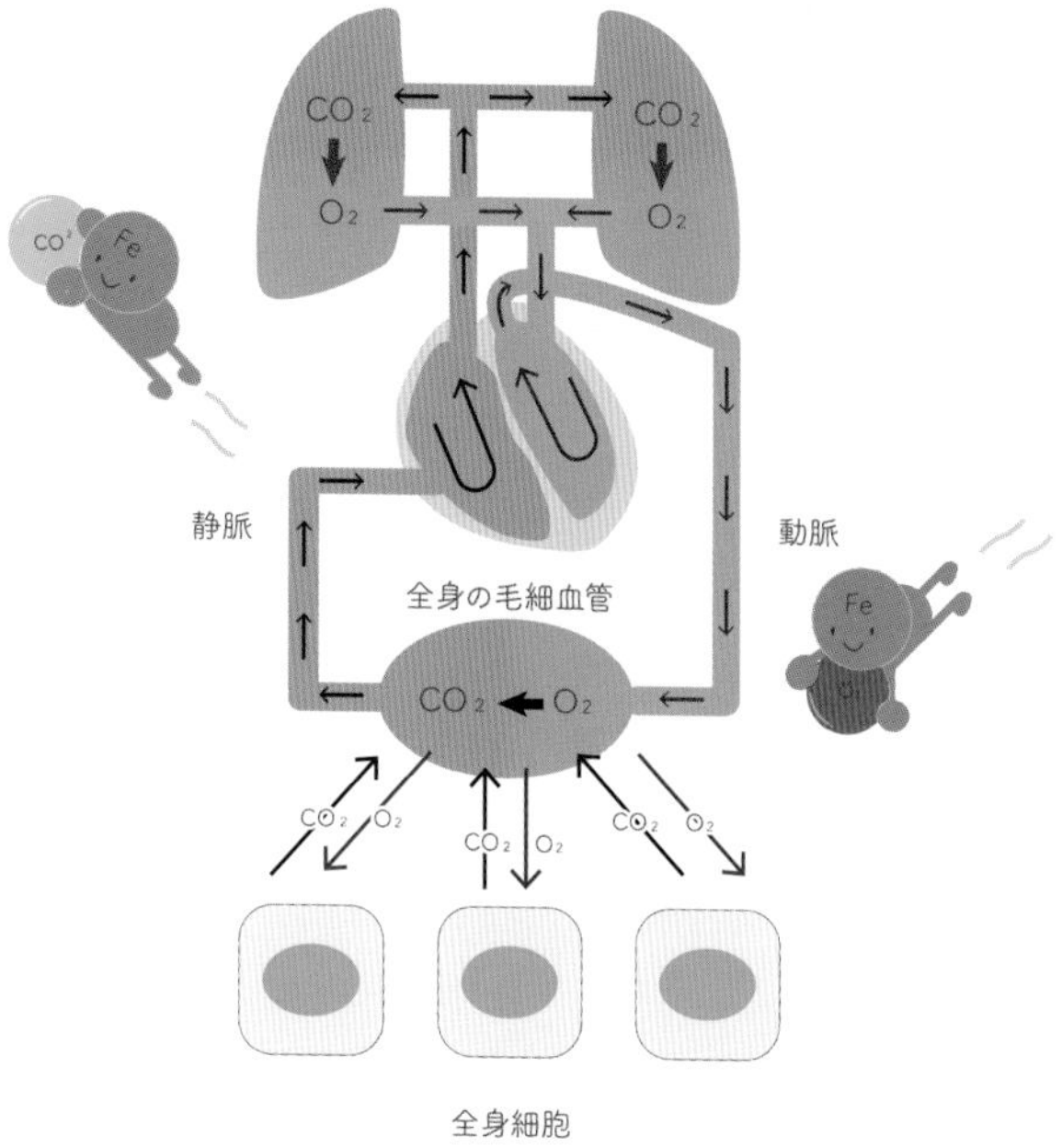

酸素が欠乏すると

部位	症状
全身	息切れ　動悸
脳	立ちくらみ　頭痛
筋肉	肩こり

N 幸せやトキメキも「鉄」次第？神経伝達物質と深い関係

私の経験上、鉄不足が深刻でも、一見普通の女子と変わらない人がほとんどです。ただ、よくよくお話を聞くと、ちょっとしたことで心が揺さぶられブルーになったり、何にも興味をもてなくなったりするなどの悩みをもっています。そんな「気分の不調」にも実は、鉄が深く関わっています。

怒りや不安、やる気や幸福感など私たちが日々抱くさまざまな感情は、脳内の細胞から細胞へと情報を伝えることで行われる精神活動の一つです。その細胞間の伝令のような役割を担うのが「神経伝達物質」と呼ばれるものです。

例えば、幸福感をつかさどるセロトニン、やる気を起こさせるドーパミンなど、一度は名前を見聞きしたことがある人も多いと思いますが、実はこれらも神経伝達物質の一つです。いずれもたんぱく質が分解されてできるアミノ酸を材料としますが、つくられるにはナイアシンやビタミンB_6、亜鉛、マグネシウムなどの複数のビタミンやミネラルが、いわばチームとなって働く必要があるのです。そして鉄もその重要メンバーです。ほかのビタミンやミネラルと一緒に楽しい、安心、前向きなど情緒に影響する神経伝達物質をつくっているのです。

なお、神経伝達物質は感情のみならず、記憶や思考などの脳の働き全般に関わります。鉄は学習能力に働きかける神経伝達物質といわれるグルタミン酸の生成にも関与している可能性も示唆されています。

神経伝達イメージ

シナプス

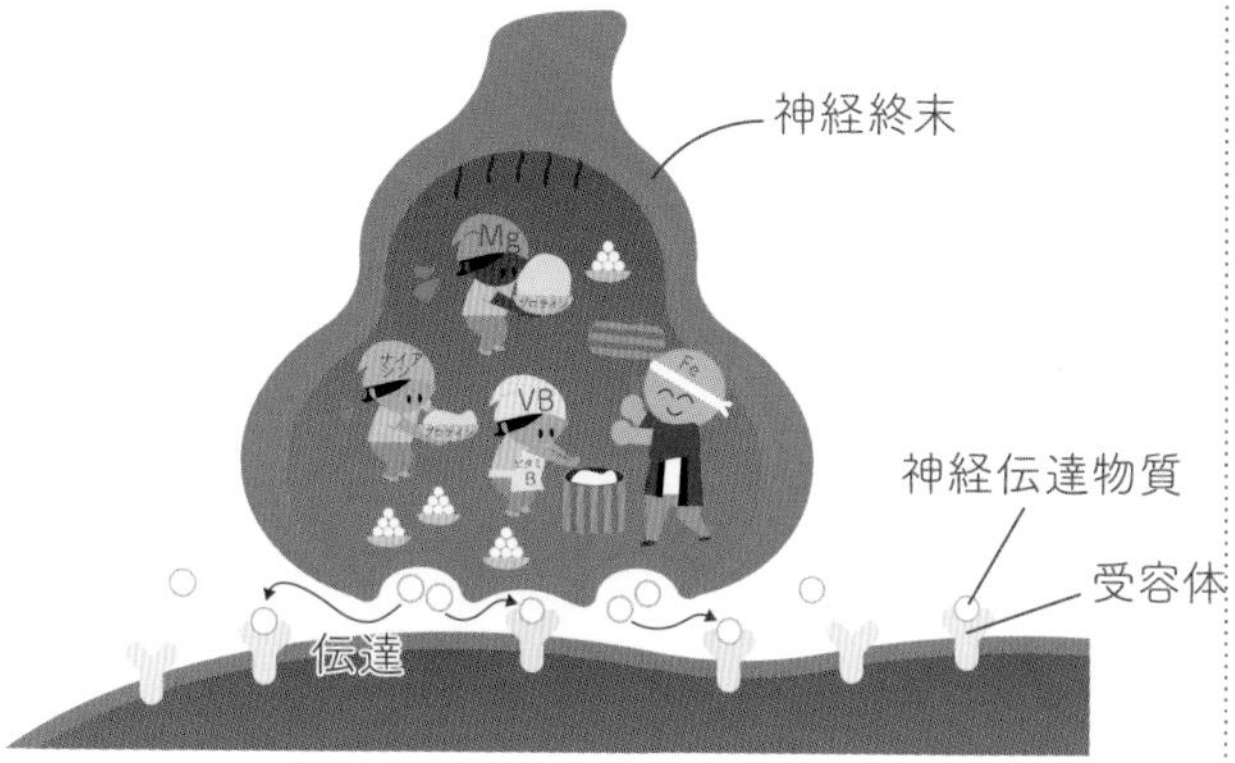

Fe はアミノ酸からビタミンやほかのミネラルと共同で**神経伝達物質**をつくっている

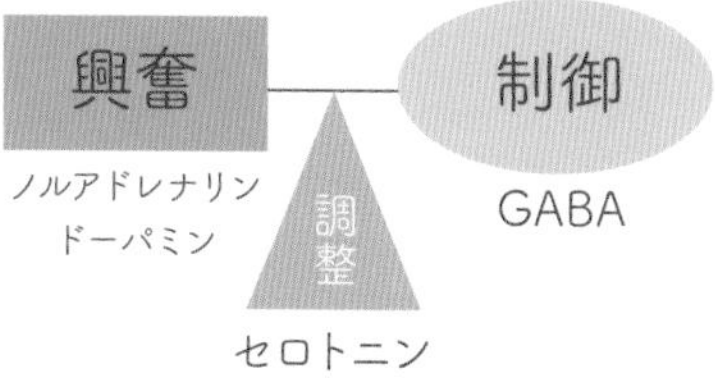

セロトニンは神経伝達物質のバランスを調整している

N 幸せやトキメキも「鉄」次第？神経伝達物質と深い関係

左の図は神経伝達物質の合成の経路を示したものです。鉄は ドーパミン 、セロトニン の合成に必要なミネラルで、その下流の ノルアドレナリン 、メラトニン の合成にも不可欠なものです。

そのため、鉄が不足すると**意欲の低下**や**集中力の欠如**、**心が不安定**になるなどメンタル面へ悪影響が及ぶ恐れがあります。寝つきが悪い、何度も目が覚めるといった**睡眠障害**につながる場合もあります。よく眠れないと夜間に行われる体や脳のメンテナンスが不十分となり、疲れが取れず頭もぼーっとするなど、ダメージをひきずってしまいます。

なお、鉄は神経細胞がつくられる過程でも必要とされます。

体の中で情報伝達を担う神経細胞は、情報を受け取ったり、送り出したりする突起をもっています。そのうち情報を送り出す突起を神経線維といいます。

神経線維には、むきだしのままの無髄神経線維と、 ミエリン と呼ばれる膜に包まれている有髄神経線維の2種類があります。両者の大きな違いは情報の伝達スピードで、有髄神経のほうがミエリンによって周囲組織と絶縁することですばやく情報を伝えることができるのです。

実はそのミエリンの合成にも、鉄が関わっているといわれています。鉄不足になると、すいすいと情報が伝わっていくはずの経路が滞り、頭がうまく働かない、なんてことになりかねないのです。

鉄は安定した精神状態や明晰な頭脳にも大きく影響しているのです。

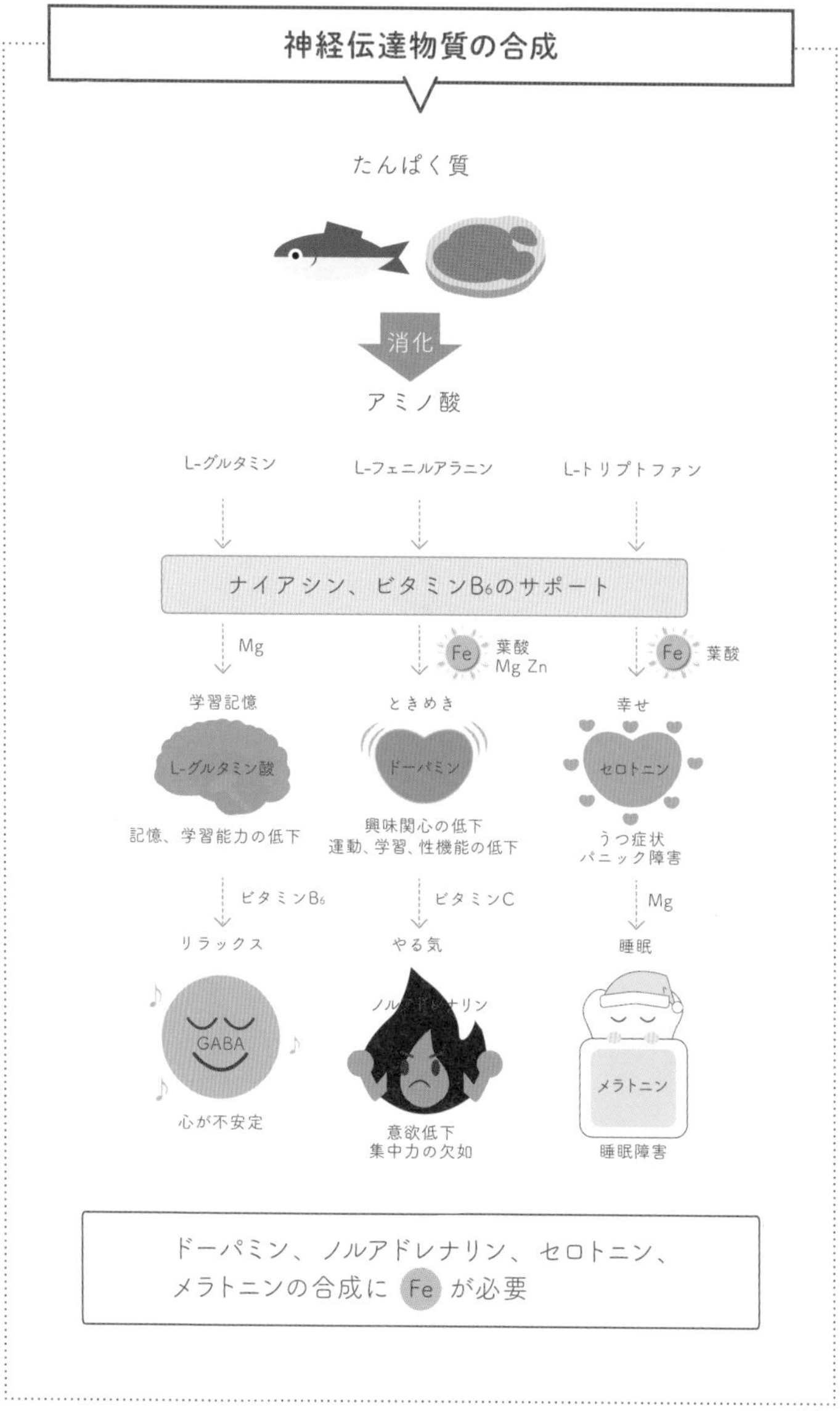
神経伝達物質の合成
たんぱく質
消化
アミノ酸
L-グルタミン
L-フェニルアラニン
L-トリプトファン
ナイアシン、ビタミンB6のサポート
Mg
Fe 葉酸 Mg Zn
Fe 葉酸
学習記憶
L-グルタミン酸
記憶、学習能力の低下
ときめき
ドーパミン
興味関心の低下
運動、学習、性機能の低下
幸せ
セロトニン
うつ症状
パニック障害
ビタミンB6
ビタミンC
Mg
リラックス
GABA
心が不安定
やる気
意欲低下
集中力の欠如
睡眠
メラトニン
睡眠障害
ドーパミン、ノルアドレナリン、セロトニン、
メラトニンの合成に Fe が必要

C ハリ、つやの素コラーゲンの合成にも鉄は欠かせない

皮膚の約70％はコラーゲン。ハリのある肌、つややかでコシのある髪、丈夫でなめらかな爪……健康的な美しさを目指す女子なら、「コラーゲン」を知らない人はいないでしょう。

美容の面のメリットばかりが注目されがちですが、コラーゲンは体内のたんぱく質の30％ほどを占めています。そのほかにも骨・靭帯・内臓・血管の壁など外から見えない器官や組織にも存在しており、体を構成している重要な組織を支える、基盤のような役割を担っています。

しわやたるみの原因の一つにコラーゲン不足が挙げられるのと同じように、体の中の器官や組織もコラーゲンが少なくなればもろくなってしまいます。外見だけでなく、内側からの若々しさを保つためにもコラーゲンは重要な存在なのです。

コラーゲンの材料は、食事などから摂ったたんぱく質です。これが消化され、分解されてできたアミノ酸が、さまざまな酵素の力で合成されます。その酵素になくてはならないのが、鉄とビタミンCなのです。

その構造で最も大きな特徴は「三重らせん」です。3本のアミノ酸が連なってできた鎖が、しめ縄のように巻いている構造をしています。これがいくつも架橋・重合してコラーゲン線維という組織をつくっています。

この構造はほかのたんぱく質には見られないコラーゲン特有のもので、弾力性、しなやかさ、伸縮性といったよく知

コラーゲン合成

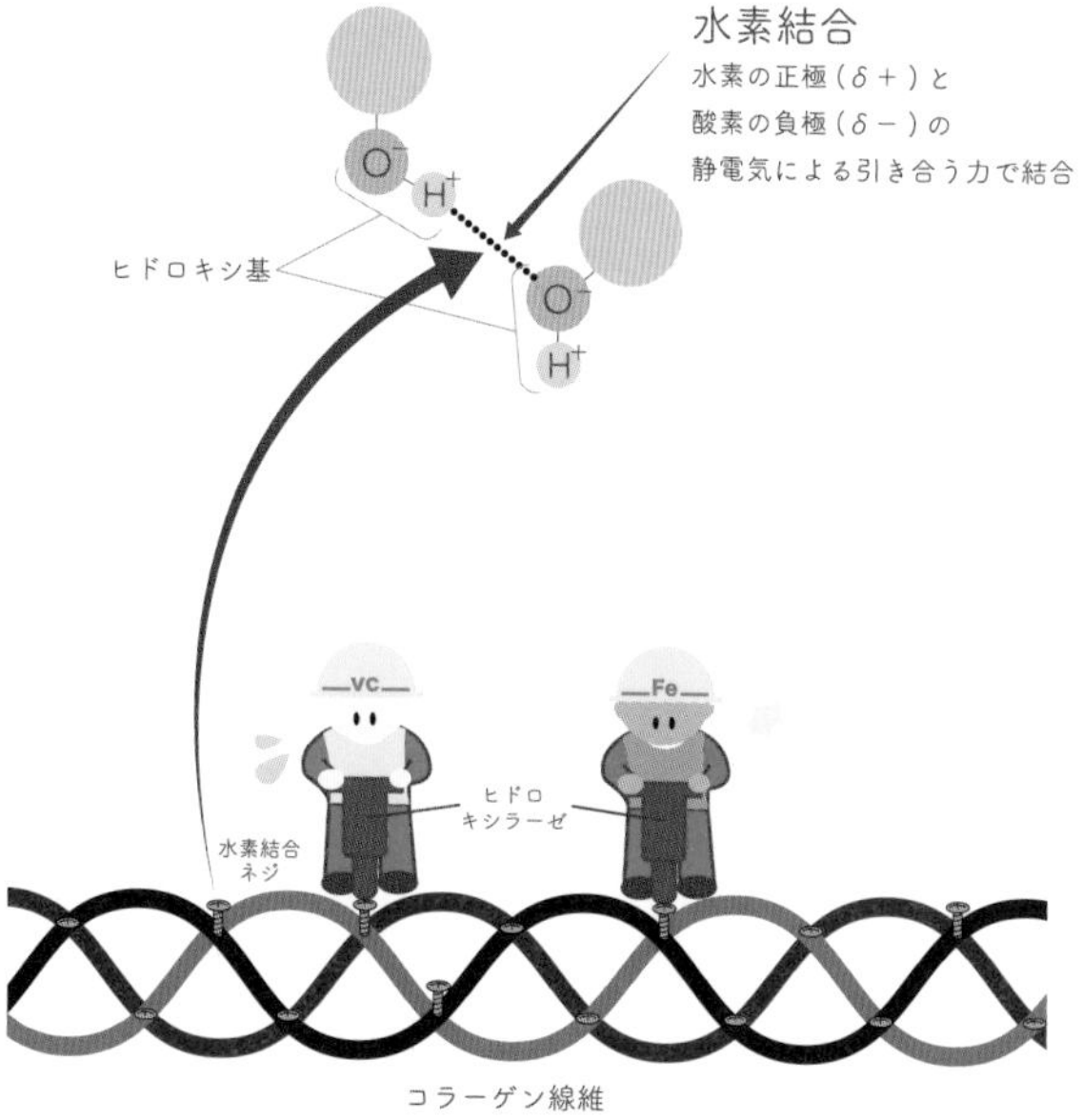

皮膚の約70%はコラーゲン
鉄分、ビタミンCが
足りないと水素結合が
弱くなり、コラーゲンの
構造がもろくなる

→ 爪が弱い、抜け毛、乾燥肌
血管の壁も弱く、アザが
できやすい

コラーゲンの構造維持に水素結合が必要！

C ハリ、つやの素コラーゲンの合成にも鉄は欠かせない

られているコラーゲンの特徴もこの構造があってのことです。

しかし、この3本のらせん構造を均等に保つには、3つの鎖が重なった部分を**水素結合**という「ねじ」で留める必要があります。

この水素結合の形成にはヒドロキシ基（-OH）が必要で、これを取りつける酵素を**ヒドロキシラーゼ**といいます。実はこの酵素の活性の中心となるものが鉄なのです。

さらに、コラーゲンをつくるうえで忘れてはいけないのは、ヒドロキシラーゼの補酵素として、ビタミンCがあわせて必要だということです。つまり、鉄はビタミンCと共同作業でコラーゲンの構造維持に必要なねじを留めているのです。

大航海時代に、多くの船員がビタミンCの摂取不足により細胞をつなぐコラーゲンを生成することができず、血管壁が弱くなって出血を起こす壊血病で亡くなりましたが、オレンジやレモン、ライムなどの柑橘類を積極的に摂ることで発症者が激減したことは有名な話です。

ビタミンCは、シミやそばかすなどの原因となるメラニン色素の生成も抑えるため、肌の美白にも有効な栄養素です。また、免疫力を高める効果も期待できます。

美と若々しさをキープするには、良い化粧品を使う以上に鉄とビタミンCを十分に摂ることが先決なのです。

コラーゲンの合成

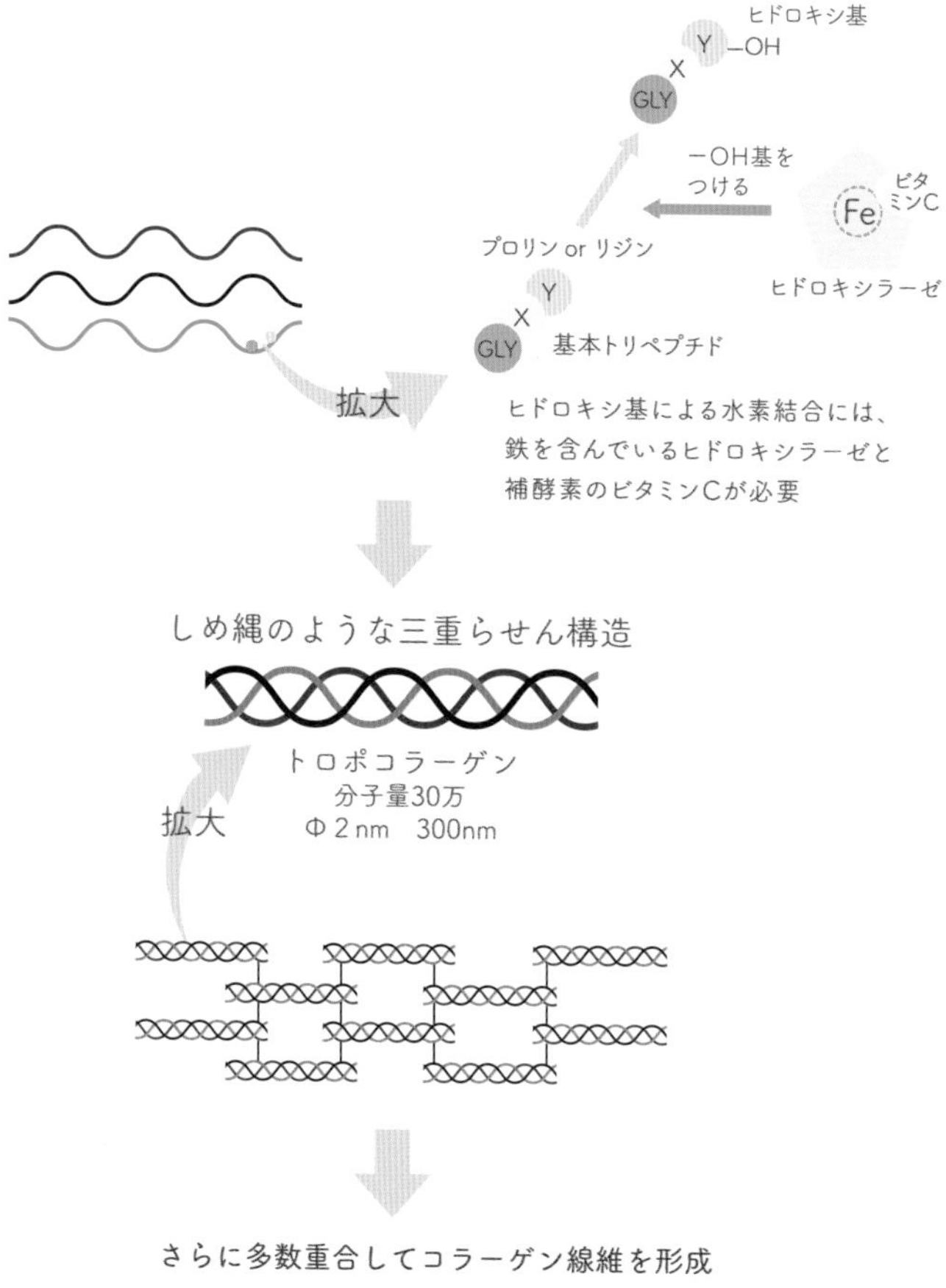

水素結合にはヒドロキシ基をつける必要があり
鉄とビタミンＣが大きく関与

E 元気女子のエネルギーは鉄なしにはつくれない

人間が生命活動を営むために必要なエネルギーは細胞でつくられ、「解糖系」と「ミトコンドリア系」に分けられます。これらはつくられるエネルギーの量が違います。「解糖系」は食事で摂った糖を材料とし、化学変化を経てピルビン酸に変わる際にエネルギーがつくられます。正確にはATP（アデノシン三リン酸）というエネルギーを生む物質がつくられるのですが、ATP＝エネルギーととらえて構いません。解糖系では酸素は使われず、2個のATPがつくられます。

一方、「ミトコンドリア系」は細胞内にあるミトコンドリア内の仕組みで、解糖系でつくられたピルビン酸や食事で摂ったたんぱく質、脂肪を材料とし、酸素も使われてエネルギーがつくられます。ミトコンドリア系はさらに「TCA回路」と「電子伝達系」の2つのシステムに分けられます。TCA回路は水車のように化学変化が循環しており、一周すると1分子のグルコースから2個のATPがつくられます。実はこのとき、NADHとFADH2という高エネルギー運搬体もつくられます。それらがミトコンドリアの膜にある別のシステム「電子伝達系」に入ると、一気に28個ものATPができるのです。解糖系を含め、全部のシステムを通して合計32個のATPがつくられますが、最後の電子伝達系がうまく働かなければ体は「ガス欠」になってしまいます。つまり、最後の電子伝達系を十分に作動させることが活力のカギを握っているのです。

エネルギー産生

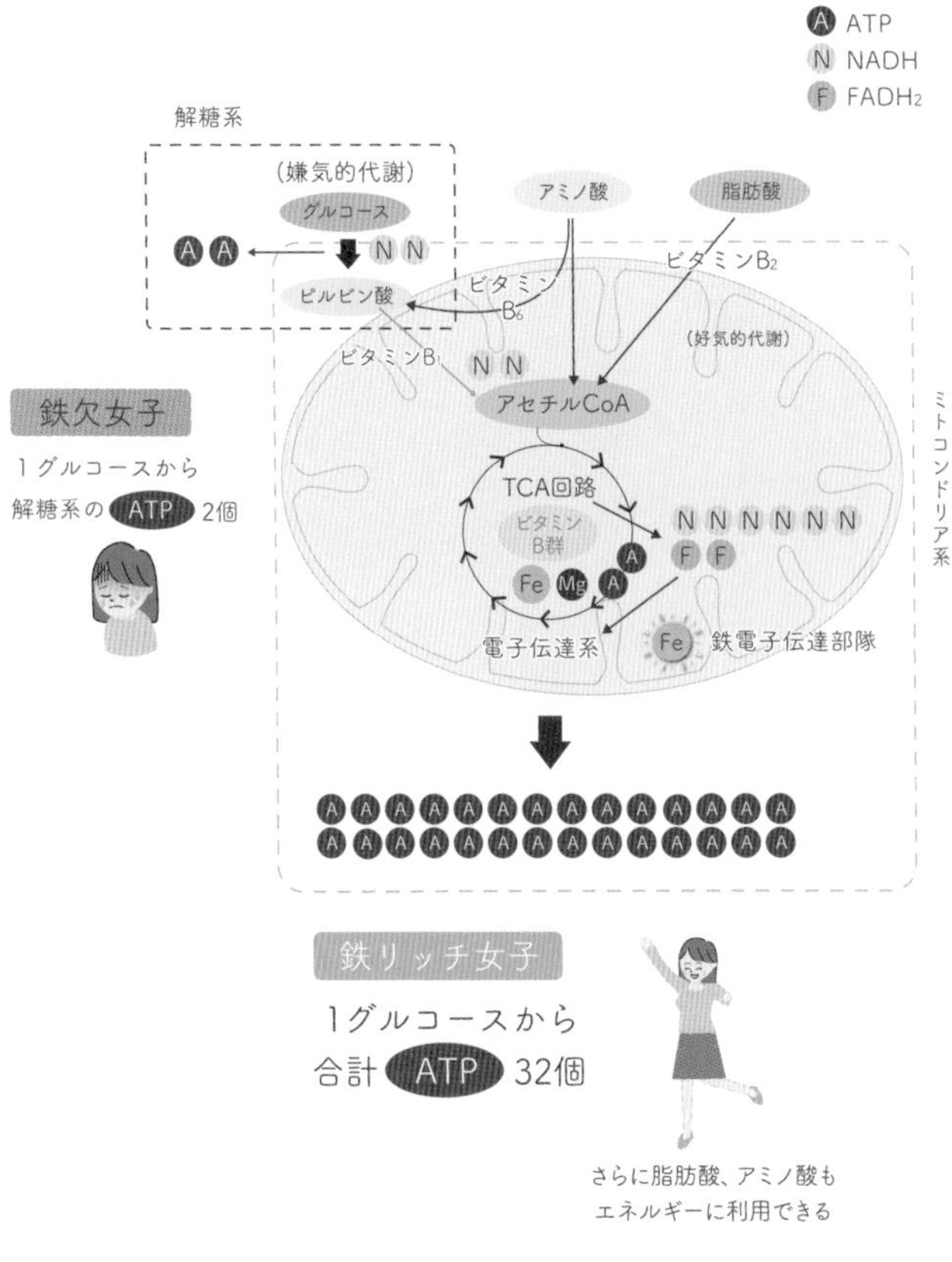

Fe がないと電子伝達系が使えず
十分なATP産生ができない

E　元気女子のエネルギーは鉄なしにはつくれない

この電子伝達系に鉄はどのように関わっているのでしょう？　電子伝達系は、読んで字のごとく電子の受け渡しを行い、エネルギーの源ATPをつくるシステムのことです。

その主な舞台はミトコンドリアの内膜です。ここではチームでリレーを行い、電子の受け渡しを行ってます。このチームを私は「電子伝達部隊（DEN_2隊）」と呼んでいます。そのチームの主力メンバーは呼吸鎖複合体I〜IVとチトクロムCで、彼らは鉄の酸化還元（REDOX）反応を利用して電子の伝達を行っています。この運び屋のおかげで解糖系やTCA回路で生成された高エネルギー運搬体NADH、$FADH_2$のもつ電子を最終的には酸素に渡すことができます。

ちなみに電子の受け渡しには、ユビキノン（CoQ10）もお伝いしてくれます（ただし、ユビキノンは鉄をもっていません）。

電子伝達部隊のミッションはもう一つあります。呼吸鎖複合体は、電子の受け渡しに得るエネルギーを使ってミトコンドリアの内部（マトリックス）からプロトンイオンH^+を膜間腔に汲み上げます。

彼らのおかげで、ミトコンドリアの膜間腔の中にいっぱいたまったH^+は濃度こう配によって、いっきにATP合成酵素のトンネルを通って出ていきます。

この勢いを使ってまるで水力発電のようにATP合成酵素のタービンを回し、たくさんのATPが産生されます。

そのため鉄が不足すると、彼らが十分

仕事をしてくれないため、電子の受け渡しや、膜間腔にH^+の濃度こう配がつくることができず、エネルギー産生が十分できなくなります。休息や睡眠を十分に取っても疲れやすかったり、いつも体があたたまらず冷え症になったりするのはエネルギーの不足、つまりATP合成の不足が原因だったのです。

なお、TCAサイクル、解糖系でNADH、$FADH_2$を得るには、ビタミンB、マグネシウムなどの栄養素も十分摂ることが必要です。

次のページには鉄を中心とする電子伝達部隊がATPをつくる過程をイラストで表しました。非常に難解なシステムですが、鉄のREDOXパワーがATP産生に重要であることを示しています。

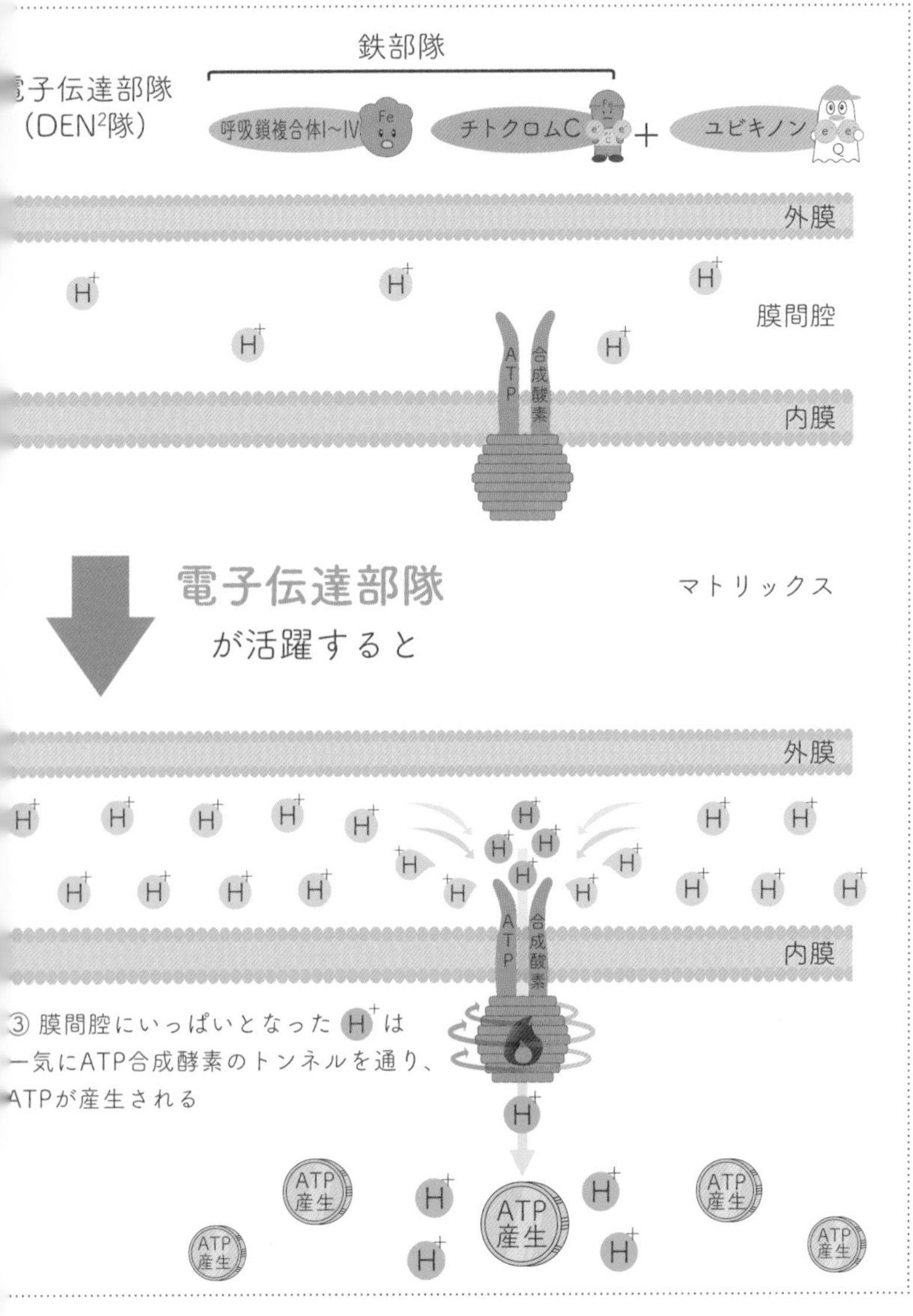
鉄部隊
電子伝達部隊
（DEN²隊）
呼吸鎖複合体I〜IV
Fe
チトクロムC
+
ユビキノン
外膜
膜間腔
ATP合成酵素
内膜
マトリックス
電子伝達部隊
が活躍すると
外膜
ATP合成酵素
内膜
③ 膜間腔にいっぱいとなった H⁺ は
一気にATP合成酵素のトンネルを通り、
ATPが産生される
ATP産生

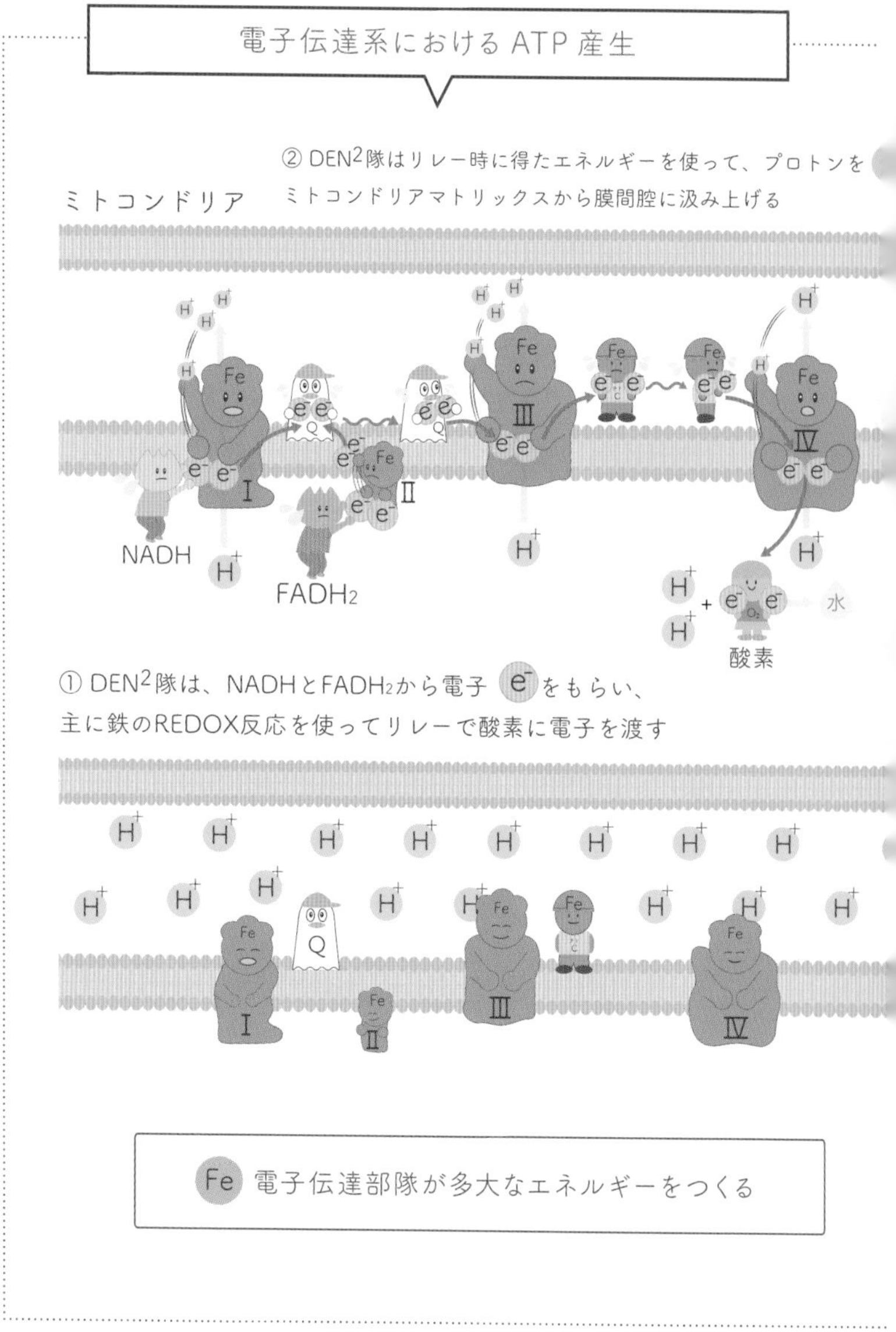
電子伝達系におけるATP産生
ミトコンドリア
② DEN2隊はリレー時に得たエネルギーを使って、プロトンをミトコンドリアマトリックスから膜間腔に汲み上げる
NADH
FADH2
Fe
Q
e⁻
H⁺
Ⅰ
Ⅱ
Ⅲ
Ⅳ
水
酸素
① DEN2隊は、NADHとFADH2から電子 e⁻ をもらい、主に鉄のREDOX反応を使ってリレーで酸素に電子を渡す
Fe 電子伝達部隊が多大なエネルギーをつくる

あなたも鉄不足？チェックしてみましょう

自分が鉄不足かどうかは、症状と血液検査の結果からチェックできます。

■症状

以下の症状があれば☑をつけてください。

- □息切れや動悸がする
- □めまい、立ちくらみがする
- □頭痛が多い
- □睡眠が浅い
- □集中力がない、やる気が出ない
- □うつっぽい、不安が強い
- □爪が薄く、割れやすい
- □抜け毛が多い
- □肌が乾燥する
- □朝、すっと起き上がれない
- □夕方になると疲労感に襲われる
- □冷え性

●診断

2つ以下　鉄不足の可能性は低いです

3～7つ　鉄不足が疑われます

8つ以上　鉄不足の可能性が高いです

症状を血液検査の結果と組み合わせてチェック

血液検査の数値を症状と組み合わせると、鉄不足かどうか、より確実な診断ができます。

血液検査の数値の目安

	基礎疾患のない月経のある女性	
ヘモグロビン（g/dL）	12	
MCV＊（fL）	85	90
フェリチン（ng/mL）	25	50

血液検査×症状の組み合わせでの診断

赤の数値を下回っているのが2つ以上
青の数値を下回っているのが2つ、症状が4つ以上
青の数値を下回っているのが1つ、症状が6つ以上
青の数値を上回っているが、症状が8つ以上

↓

まず鉄不足です

しかし上のすべての血液の数値を上回っていても
症状が3つ以上ある場合には鉄不足の可能性はあるので、
ご注意ください。

＊ MCVとは平均赤血球容積のことで、赤血球1個あたりの平均的な大きさを示す指標です。
鉄不足があるときは赤血球は小さくなります。
一方ビタミン B_{12}、葉酸などの欠乏があるときは大きくなるため評価には注意が必要です。

“鉄不足度”をチェック！

鉄活を行った際の症状の改善の目安になりますし、鉄のサプリメントの量の増減の指標となるため、2週間から4週間ごとにチェックすることをおすすめします。

N

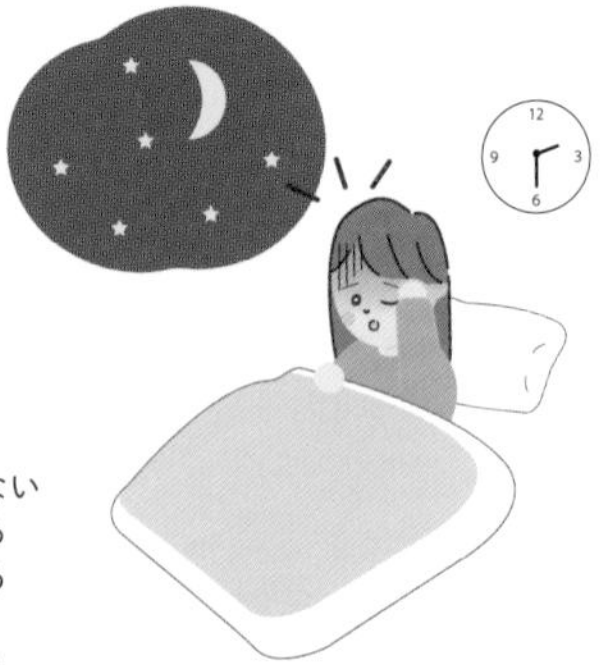

中途覚醒

中途覚醒分類

N0　睡眠の途中で目覚めることはほとんどない
N1　睡眠の途中で平均して１日１回以上ある
N2　睡眠の途中で平均して１日２回以上ある
　　（生活支障はほとんどない程度）
N3　睡眠の途中で平均して１日３回以上ある
　　（寝られなくて頻回に生活に支障あり）

E

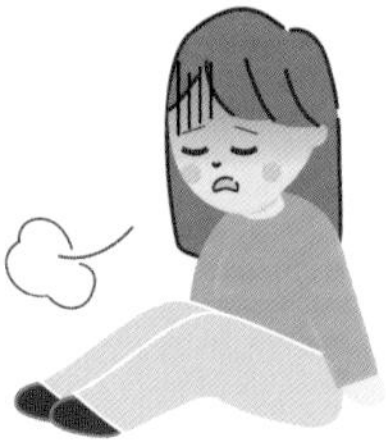

疲労分類

E0　疲労症状の自覚なし
E1　疲労症状の自覚はあるが軽度（朝の起きにくさや夕方の強い疲労を感じることがある）
E2　疲れやすい（朝起きにくいと感じることが多く、夕方休まないと動けないことがある）
E3　とても疲れやすい（朝起きられない。夕方休まないと動けない。登校・出勤できない等の生活に支障がある）

〈石田、根本のONCE分類〉

ONCE分類で

症状がなければgradeは0、軽度はgrade 1、中等度以上がgrade 2、日常生活に支障をきたす程度のものはgrade 3としました。

O

動悸・息切れ分類

O0 階段で3階まで上っても息切れ・動悸なし
O1 階段で3階まで上ると息切れ・動悸、時にあり
O2 階段で3階まで上ると息切れ・動悸、頻回にあり
O3 階段で3階まで上ることがほとんどできない（途中で休憩しないと上れない）

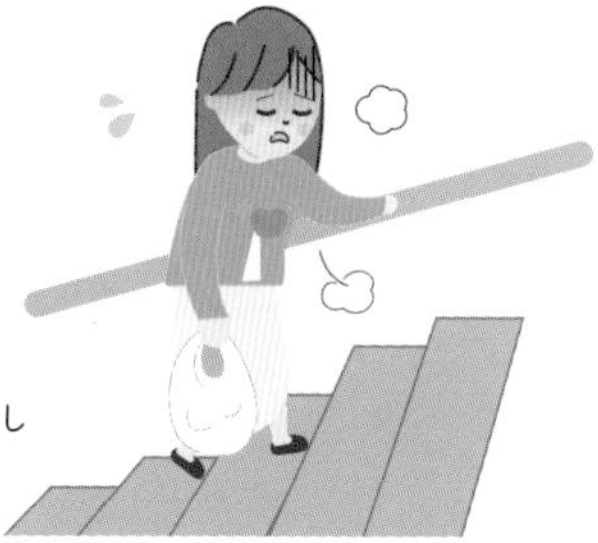

階段で3階に上るときの息切れ・動悸

C

コラーゲン分類

C0 気になる皮膚症状なし
C1 爪が時に割れる、肌が乾燥しやすい、抜け毛がやや多い
C2 爪が頻回に割れる、肌が乾燥、抜け毛が多いことを強く自覚
C3 爪が頻回に割れる、爪変形（＋）、肌や唇がカサカサでヒビが入る、髪がとてもよく抜ける（視覚的美観に問題がある）

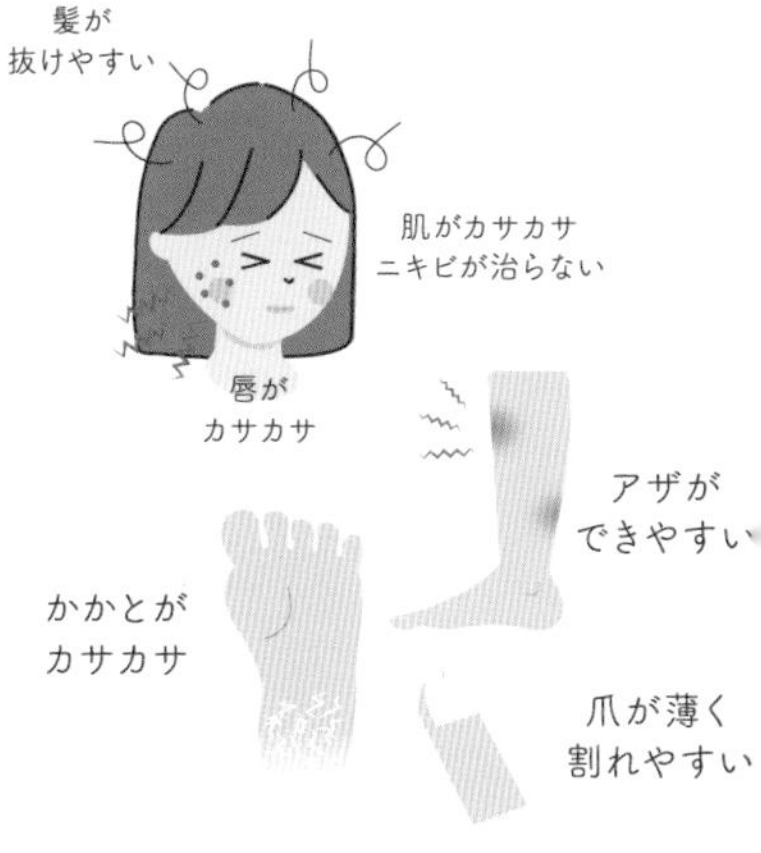

不調のある鉄欠女子はほかの栄養素の不足も合併しやすい

ＯＮＣＥ分類で鉄不足度をチェックできたところで、それなら足りない鉄だけを補えばいいじゃないと思われるかもしれません。しかし、鉄だけを摂取しても、不調の改善はなかなか感じられないと思います。なぜなら一緒に働くたんぱく質、ビタミン、ミネラルの摂取も欠かせないからです。

まず、厚生労働省の推奨する女性の鉄摂取量を次ページ図上に示しました。月経のある女性は、1日10・5mgの摂取が推奨されています。これは、最低限必要な量と考えます。妊娠、授乳期においては、必要量がかなり増えることが分かります。

また、鉄不足と関連する血液検査項目を次ページ図下に示しました。鉄の指標であるヘモグロビン（Ｈｂ）やＭＣＶが正常域でも、鉄不足の症状がある場合、フェリチンとＴＩＢＣは診断の補助として有用です。

フェリチンは、最も重要な鉄の備蓄量を反映します（P27コラム　フェリチンとは参照）。50ng／mL未満の場合は鉄不足の可能性があります。

ＴＩＢＣは、総鉄結合能のことを指し、血清中の鉄の運び屋「トランスフェリン」と結合できる鉄の全体量を示す指標です。鉄が不足すると、トランスフェリンの産生を増やして、トランスフェリンが鉄と結合しやすい状態をつくろうと体は反応します。

ビタミンB不足 に関しては、ＡＬＴとＭＣＶが有用です。ＡＬＴは、肝細

厚生労働省の Fe 推奨摂取量（mg／日）

	月経なし	月経あり	妊娠初期	妊娠中期・後期	授乳期
18～49歳	6.0	**10.5**	＋2.5	＋15.0	＋2.5
50～64歳	6.5	**11.0**	＋2.5	＋15.0	＋2.5

鉄欠乏症と関連する血液検査

検査項目	関連栄養素	理想値	黄色信号	赤信号
 赤血球 Hb (g/dL)	鉄	14 以上	13.5 未満	12 未満
MCV (fL)	鉄（注意：ビタミン B、葉酸不足で上昇）	93-96	90 未満	85 未満
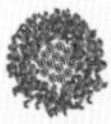 フェリチン (ng/mL)	鉄（注意：脂肪肝、体の炎症で上昇）	80 以上	50 未満	25 未満
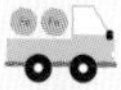 TIBC (μg/dL)	鉄	300	320 以上	350 以上
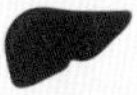 ALT (IU/L)	ビタミン B_6	20	15 未満	1 桁
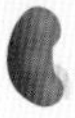 BUN (mg/dL)	たんぱく質	15-20	15 未満	1 桁

『ココロの不調回復 食べてうつぬけ』（奥平智之著）を参考に作成

胞の中にある酵素です。肝細胞が壊れると血液中に漏れ出ていくので、肝機能検査のなかでもALTは肝細胞障害の指標として最も重要な検査項目です。理想値は20前後ですが、これより低い場合は肝機能が正常に働いていると安心してはいけません。

ALTはビタミンB_6が不足すると分解されるため、数値では低く出ることがあります。一見理想的な数値でも、ビタミンB群が不足している際に多く見られる症状がないかを確認して判断する必要があります。

たんぱく質の不足のチェックにはBUN（尿素窒素）が有用です。BUNは、通常は腎臓の機能の指標です。たんぱく質が代謝されると、最終的に尿素となって腎臓から排出されます。この尿素中に含まれる窒素の量が、たんぱく質の摂取量を反映します。したがって、数値が低い場合はたんぱく質の不足が疑われます。

MCVは平均赤血球容積のことで、赤血球の体積を表します。ビタミンB群（葉酸・B_{12}など）の不足がある場合には比較的高い数値が見られます。

一方、鉄不足があると数値が低く出る傾向があるため、両者を考慮した評価が必要です。

このように、鉄を摂るだけでなく、ほかの検査項目をあわせて読み取ることで、ほかの栄養素の不足が分かり、より効果的な治療が可能なのです。

PART 3

鉄活に欠かせない栄養療法
「オーソモレキュラー」の
知っておきたい
栄養医学的7つのポイント

「鉄活」を実践してみよう！

鉄不足はどうすれば改善できるか、疑問に思う人も多いかと思います。医療機関を受診しても長年治らなかった不調がそう簡単に改善できるわけがないと思うかもしれませんが、まずは2週間、私が提案する「鉄活」を実践してみてください。

では、どのように「鉄」を摂ればいいのでしょうか。

その具体策をご紹介する前に、栄養を改善する治療において私が重要だと考えている「オーソモレキュラー（Orthomolecular Nutrition）」という考え方をご説明します。

オーソモレキュラーとは、日本では「分子栄養学」「分子整合栄養医学」とも称され、細胞レベルで栄養素を適切な濃度に保つことで私たちの体を構成する数十兆個の細胞の働きを向上させて、さまざまな症状を改善する治療法です。

人には個人差があり、症状も違えば体型や体質、消化力も違います。また、ライフタイルも多種多様です。そうした個々の状態に応じて細胞の活動に必要な栄養素を食事とサプリメントで摂り入れ、不調の改善だけでなくパフォーマンスの向上も図るのが、このパーソナルな栄養補給法です。

ほかの方が効果を得られた食事法やサプリメントが、必ずしもあなたに適しているとは限りません。そこで、鉄活に欠かせない注意すべき7つのポイントについて、一つずつ解説していきます。

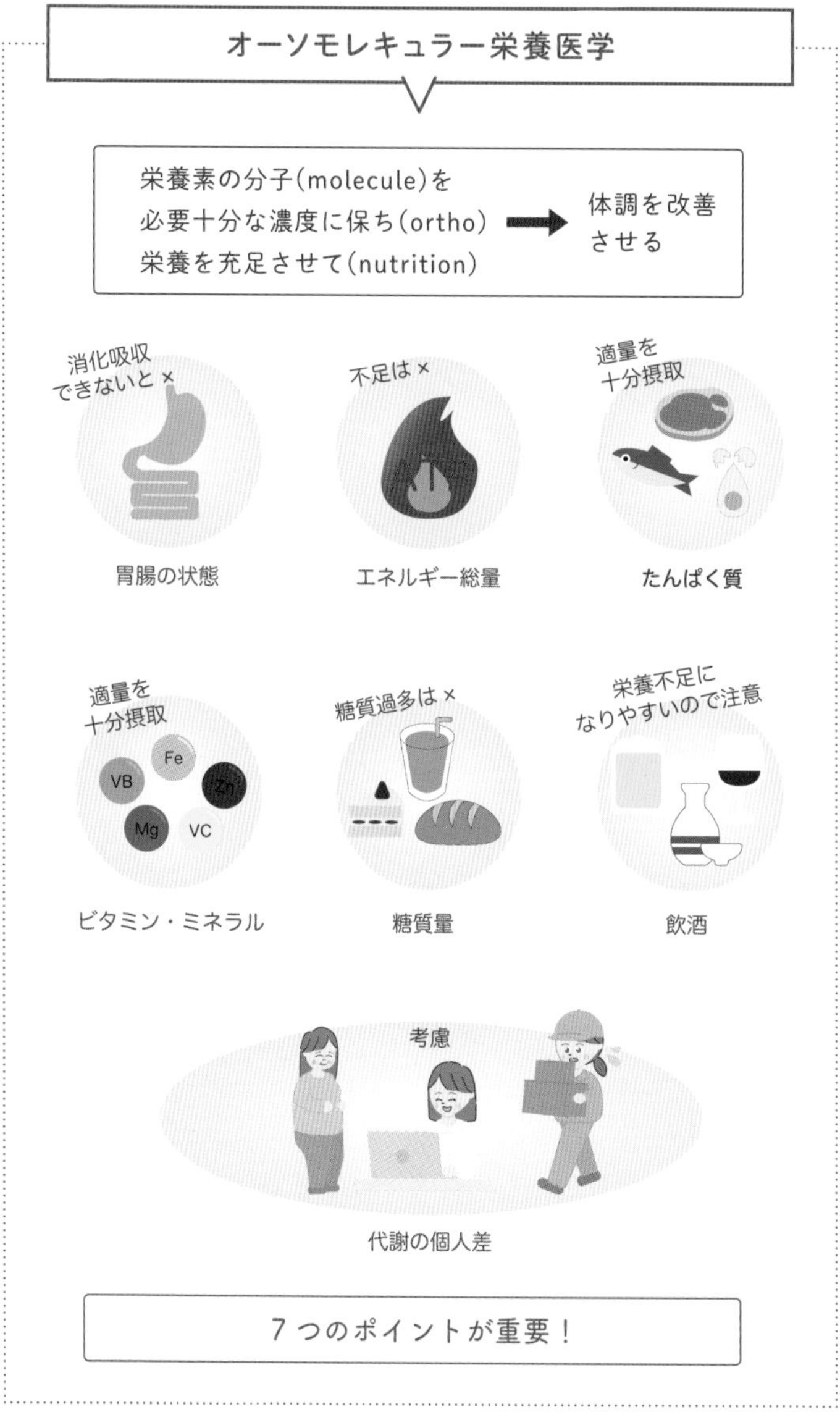
オーソモレキュラー栄養医学
栄養素の分子(molecule)を
必要十分な濃度に保ち(ortho)
栄養を充足させて(nutrition)
体調を改善させる
消化吸収できないと×
胃腸の状態
不足は×
エネルギー総量
適量を十分摂取
たんぱく質
適量を十分摂取
Fe
VB
Zn
Mg
VC
ビタミン・ミネラル
糖質過多は×
糖質量
栄養不足になりやすいので注意
飲酒
考慮
代謝の個人差
7つのポイントが重要！

①胃腸の状態を整える

女性の健康にとって鉄は重要ですが、鉄だけをたくさん摂れば鉄不足が改善するという考え方は誤りです。どんなに栄養のあるものを摂っても、体がそれを消化吸収できなければ健康づくりの役には立たないからです。

特に多くの鉄不足女子は、栄養の偏りがあるために胃腸の機能がうまく働かず、消化吸収の妨げになってしまっているケースが非常に多く目につきます。

例えば、胃は食べたものを消化する臓器ですが、実際に食べ物を吸収できる形にするのは消化液やその中に含まれる消化酵素で、これらはたんぱく質からつくられます。鉄不足でエネルギーが足りないと体は唯一利用できる糖を本能的に欲します。その結果、糖質過多となり、相対的に肉や魚などのたんぱく質が豊富な食品の摂取が不足します。つまり消化液や消化酵素の材料が不足し十分作られず、胃での消化がうまく行われなくなるのです。お肉をたくさん食べると**胃がもたれる**のはそのためです。

また、胃で消化された内容物から栄養素を吸収する臓器は腸なので、腸内環境が良くなければせっかく摂った栄養素が十分吸収できず、体に有効利用されなくなってしまいます。実際に私のクリニックで栄養療法を行う際、消化を助けたり腸内環境を整えたりするサプリメントの処方や食生活のアドバイスをしたうえで治療を行うと、非常に効果的に栄養状態が改善されていきます。鉄を補う前に胃腸を整えることはとても大事なのです。

栄養を吸収するには胃腸の状態が大事

よく噛もう！

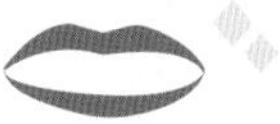

たんぱく不足があると
消化不良を起こす

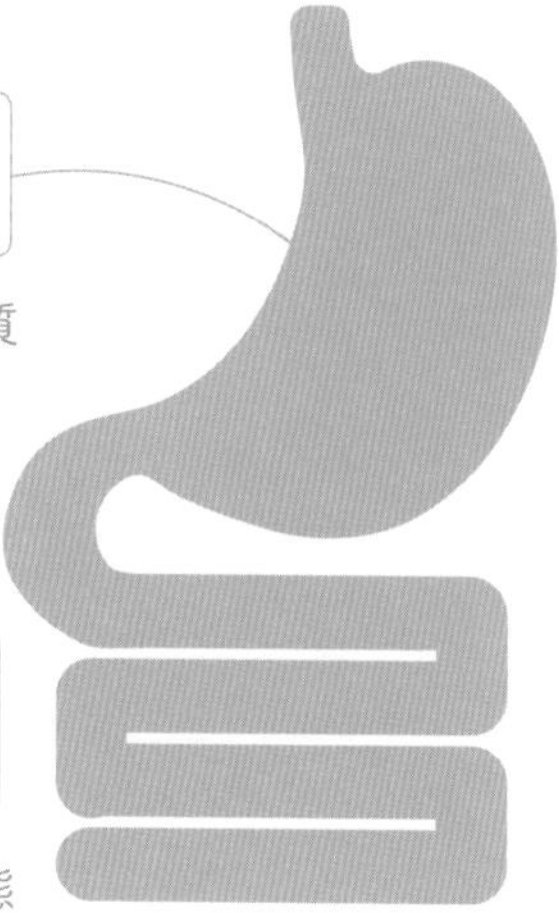

生体の消化液はたんぱく質
でできている。
消化剤は積極的に活用

腸内環境が悪いと
栄養の吸収ができない

便秘、下痢は腸の炎症状態

⬇

ヘプシジンが分泌され
鉄の吸収、利用障害

まず、胃腸を整えることが大事！

健康のために腸内環境を整えることは重要ですが、鉄の吸収にも腸内環境が関係しています。鉄が吸収されるのは主に十二指腸です。腸内環境が整っていないと悪玉菌が鉄をエサにして増殖し、腸内の大切な鉄を奪ってしまいます。鉄分を意識した食事を摂っていても、やる気が出ない、疲れやすい、立ちくらみやめまいを起こすなど、鉄不足の人によく見られるような症状があったら腸内環境が整っていないのかもしれません。

一方、腸内環境が整っていれば鉄の吸収率はアップします。普段から腸内の善玉菌を増やす納豆やみそ、ヨーグルトなどの発酵食品、オリゴ糖などを積極的に摂ることが重要です。ただし、発酵食品やオリゴ糖でおなかか張る場合は調整が必要です。また、ヨーグルトにはカゼインというたんぱく質が入っており、リーキーガット（P67コラム　漏れる腸が炎症のもとに!?「リーキーガット症候群」参照）に関与することがあるため注意が必要です。その点、豆乳ヨーグルトはおすすめです。

東京工科大学の研究では小腸に存在する大腸菌、酪酸菌、乳酸菌、ビフィズス菌が鉄の吸収を助けていることが分かっています。乳酸菌を増やすサプリメントなどを摂るのも良い方法です。

腸内環境を整えるためには適度な運動や規則正しい生活、十分な睡眠も大切です。また、朝食をしっかり摂れば腸も元気に動き出します。食事をよく噛んで食べれば胃酸や唾液の分泌が促され、鉄の吸収も高まります。

“腸内環境”を整えよう

腸内細菌　1000種以上、約100兆個
総量約1.5kg

通常のバランス

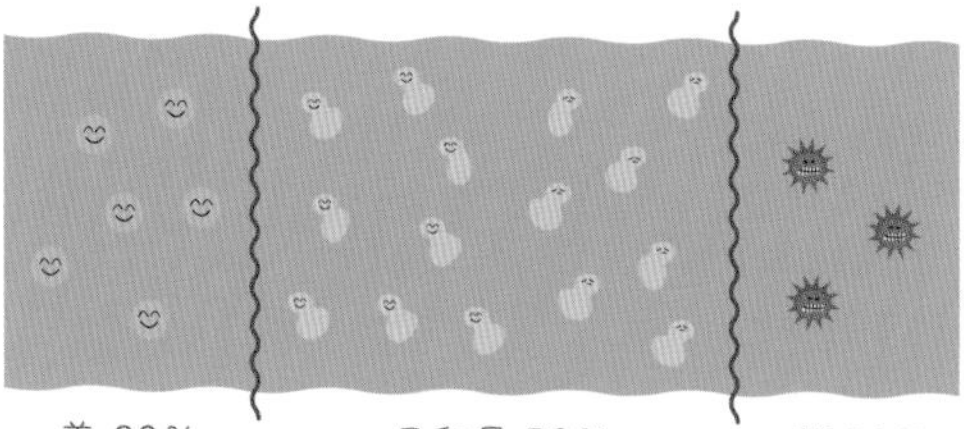

善 20%　日和見 70%　悪 10%

善玉菌、悪玉菌、日和見の菌のバランスで決まる

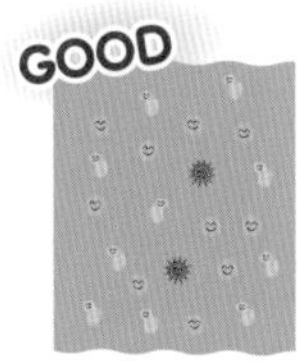

・善玉菌が2割以上
・快便
・黄色がかった褐色
・臭いが少ない
・バナナ状
・免疫力アップ
・太りにくい

腸　炎　症　なし

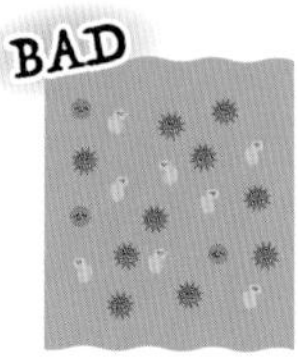

・悪玉菌が優勢になると日和見菌も悪さを始める
・便秘（腸管麻痺）、下痢（消化不良）
・黒みがかった褐色で悪臭がする
・硬便、宿便、下痢便
・免疫力低下
・太りやすい

腸　炎　症　あり

腸内環境を良くするためには善玉菌を増やすことが大切！

腸内環境をよくする10カ条

1. 発酵食品（プロバイオティクス）を食べよう
例）乳酸菌やビフィズス菌が入っているもの
2. 善玉菌が喜ぶエサ（プレバイオティクス）を摂ろう
3. 食物繊維を摂って善玉菌を増やそう
4. 糖質控えめの食事で
悪玉菌を増やさないようにしよう
5. 吸収されなかった非ヘム鉄のサプリは
悪玉菌を増やすので要注意
6. 睡眠不足、過労などで
ストレスをためないようにしよう
7. 適度に運動しよう
8. 毎日連続して同じ食事はNG!
バラエティ豊かな食事を楽しもう
（同じ食事を続けると遅延型フードアレルギーを
引き起こす要因になり得ます）
9. グルテン・カゼインはできるだけ避けよう
（グルテン・カゼインはリーキーガット症候群を
引き起こす要因になり得ます）※P67参照
10. よく噛んで食べよう

腸内環境を良くするためには

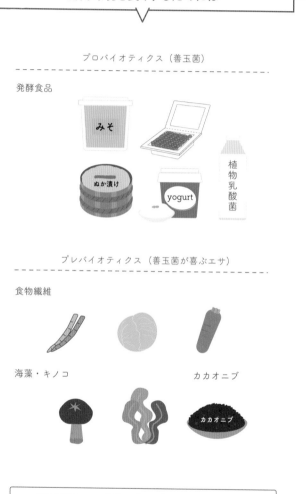

プロバイオティクス（善玉菌）

発酵食品

プレバイオティクス（善玉菌が喜ぶエサ）

食物繊維

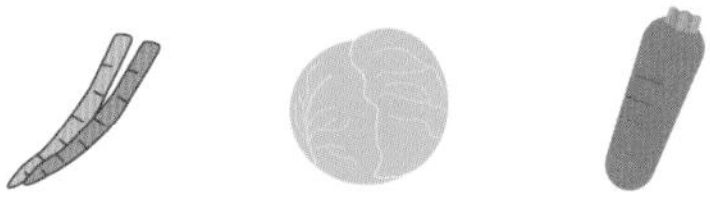

海藻・キノコ

カカオニブ

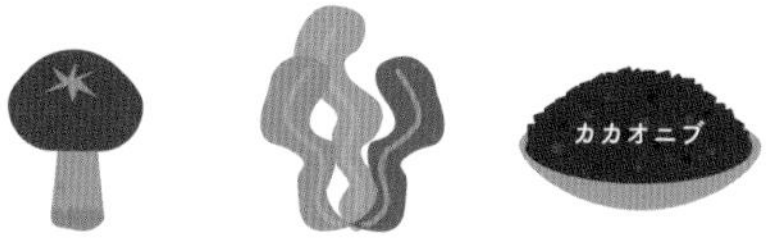

「善玉菌」と「善玉菌が喜ぶエサ」が大事！

まず小麦のグルテンを2～3週間徹底的にやめて、さらに粘膜の結合を強くするといわれる ビタミンD のサプリメントを1日に5000～10000IU摂ることをおすすめします。同時に不足している他の栄養素を補えば、結果を得る人は非常に多いと思います。このときに摂るビタミンDのサプリメントは、前駆物質のビタミンD_3に限ります。その後の量はオーソモレキュラー栄養療法を実践している医師に相談するとよいです。

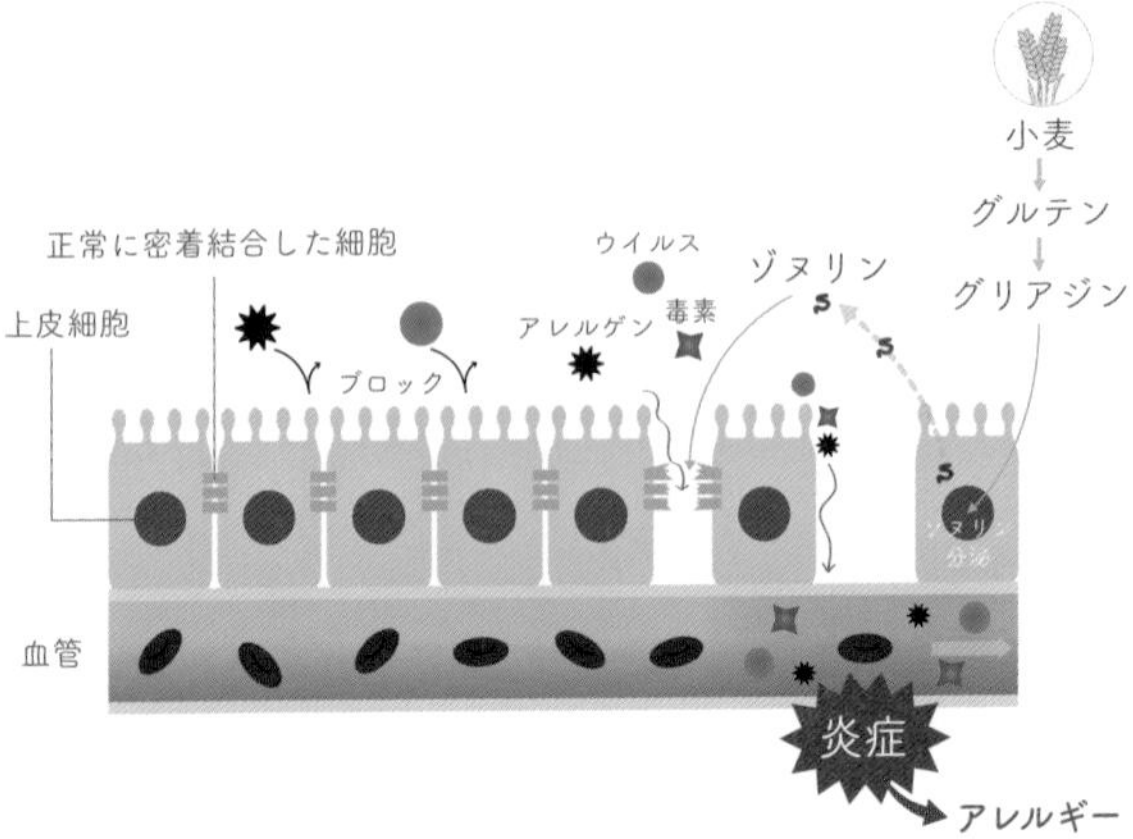

①グルテンが分解してグリアジンができる

②グリアジンが上皮細胞に結合し、ゾヌリンがつくられ分泌される

③ゾヌリンが上皮細胞に結合しタイトジャンクションが壊れる
　腸細胞の間に隙間ができる

④本来入ってこられない物質が血管内に入り炎症を起こす

アレルギーはリーキーガットが深く関与

コラム

漏れる腸が炎症のもとに!?
「リーキーガット症候群」

食べたものが腸から漏れてしまい、それが原因で体にさまざまな不調が起こる――そんな現象が今「リーキーガット症候群」と呼ばれ注目されています。

リーキーは「漏れ」、ガットは「腸」を意味する英語で「腸もれ」と呼ばれることがあります。

腸の内側は粘膜で覆われており、ここで栄養を吸収したり、食べたものを肛門へと送り出したりする働きがありますが、腸の状態が悪くなるとその粘膜を構成し、普段はしっかり結合している細胞同士の結合（タイトジャンクション）が緩み、隙間があいてしまうのです。その隙間から未消化物をはじめ、本来入ってこない病原体が血管内に入ってしまい、血流にのって全身に運ばれ、さまざまなアレルギーをはじめ疲労や体の痛み、消化不良、うつなどの不調のもとになってしまいます。

これではどんなに栄養バランスに気をつけた食事をし、鉄の摂取に努めても体調は改善しません。

リーキーガットは特に、小麦の グルテン 、乳製品の カゼイン によって起こりやすいといわれています。腸の健康を考えるうえでも、これらの食品の摂りすぎは避けたほうが無難です。

特に気管支喘息、花粉症、アトピー性皮膚炎の人は、

②十分なエネルギー摂取

鉄不足女子の多くは朝が苦手です。朝食を食べてないか、パンとコーヒーだけという軽食の場合があります。

また、胃もたれしたり、食欲がなかったり、ダイエットをしているなどの理由で全体的に食事摂取量が少ないために、カロリー不足になっている方が多くいます。

ONCE分類のE「エネルギー産生」には、エネルギーをつくる材料が必要なため、まず適切なカロリーの食事をすることが大切です。カロリー不足の食事では、いくら鉄をはじめ、ビタミンB群、マグネシウムなどを補ってもエネルギー（ATP）は産生できません。

食欲がない場合は①の胃腸のケアを行ったり、スープなど食べやすいものを利用しましょう。

なお、エネルギーアップにおすすめなのがMCTオイル（中鎖脂肪酸油）です。消化・吸収に優れていて、すぐにエネルギーになります。無味・無臭で使いやすく、サラダにかけたり、みそ汁に入れたりと、食べる量を増やさずにカロリーアップすることができます。デパ地下やスーパーにも売っていますので、チェックしてみてください。

また、食べないダイエットは、鉄どころかすべての栄養素が足りなくなり、一時的には痩せても、筋肉が減って代謝が落ち、逆に痩せにくい体になってしまうことがありますので注意が必要です。

目先の数字にとらわれず、健康な体を目指しましょう。

コラム

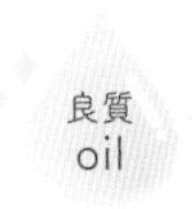

大切なエネルギー源 良質な油を摂ろう

油は健康に悪いイメージがあるかもしれませんが、1gで9kcalも摂れる大切なエネルギー源です。糖質やたんぱく質は1gで4kcalですから実に倍以上です。また、油は血糖値を上げないので太りません（食事で太るのは血糖値の上昇に関係しています）。もちろん、過剰な摂取はNGですが、特に若い女性はカロリー不足の人も多いので積極的に摂りたい食材です。カロリーが不足すると同時にたんぱく質も不足し、貧血などさまざまな症状を引き起こします。また、せっかく摂取したたんぱく質がエネルギー源として使われて筋肉が落ちると太りやすくなるので要注意です。

ぜひ健康のためにも 良質な油 を摂りましょう。加熱できるのはオリーブオイル、バター、ラード、ココナッツオイル、圧搾製法の植物油などです。サラダ油やマーガリン、ショートニングは体に炎症を起こしたり、インスリン抵抗性を高める原因となったりするので控えましょう。また、エゴマ油、アマニ油、魚の油はオメガ3系脂肪酸が豊富で体の炎症を抑えてくれます。MCTオイルはココナッツミルクやパームを原料につくられている中鎖脂肪酸油で、すぐにエネルギーとなるため、糖質を控えている方や食欲のない方は積極的に取り入れてほしいと思います。

③たんぱく質は最も大事！消化できる範囲で適切に摂取を！

たんぱく質は、すべての組織、酵素のもとで、最も大事な栄養素です。オーソモレキュラー栄養療法では、運動量などの個人差はありますが、たんぱく質の摂取量は、体重1kgにつき1〜1・5g（60kgの人は60〜90g）が推奨されています。最近は本を読んだり、SNSの情報を見て、高たんぱく食を摂っている方も多いのですが、「消化できる範囲」で食べることが大切です。最近ではただやみくもにプロテインをたくさん飲んで、腸内環境が悪化している場合も多々見受けられます。便秘・下痢・便やおならのにおいがきついなどの変化が現れたときは要注意です。

そんなときは、たんぱく質が消化された形のアミノ酸で摂取することをおすすめします。私がすすめているものの一つに「ボーンブロス」があります。これは、骨付きの肉（鶏のぶつ切り、手羽先、手羽元など）と野菜（玉ねぎ、人参、セロリ、ショウガ、ニンニクなど）を煮込んだスープです。骨からアミノ酸や鉄などの栄養素がスープに溶け出して栄養満点のうえ、腸の粘膜の修復にも役立ちます。食事としてはもちろん、補食にもおすすめです。

また、手軽に摂取したい方にはアミノ酸のサプリメントをおすすめしています。

鉄不足を解消するには、たんぱく質は必須ですが、個々で消化できる量が違います。効果的に補給するためにもできるだけ栄養療法を行っている医療機関で相談してほしいと思います。

《おすすめレシピ》

ボーンブロス

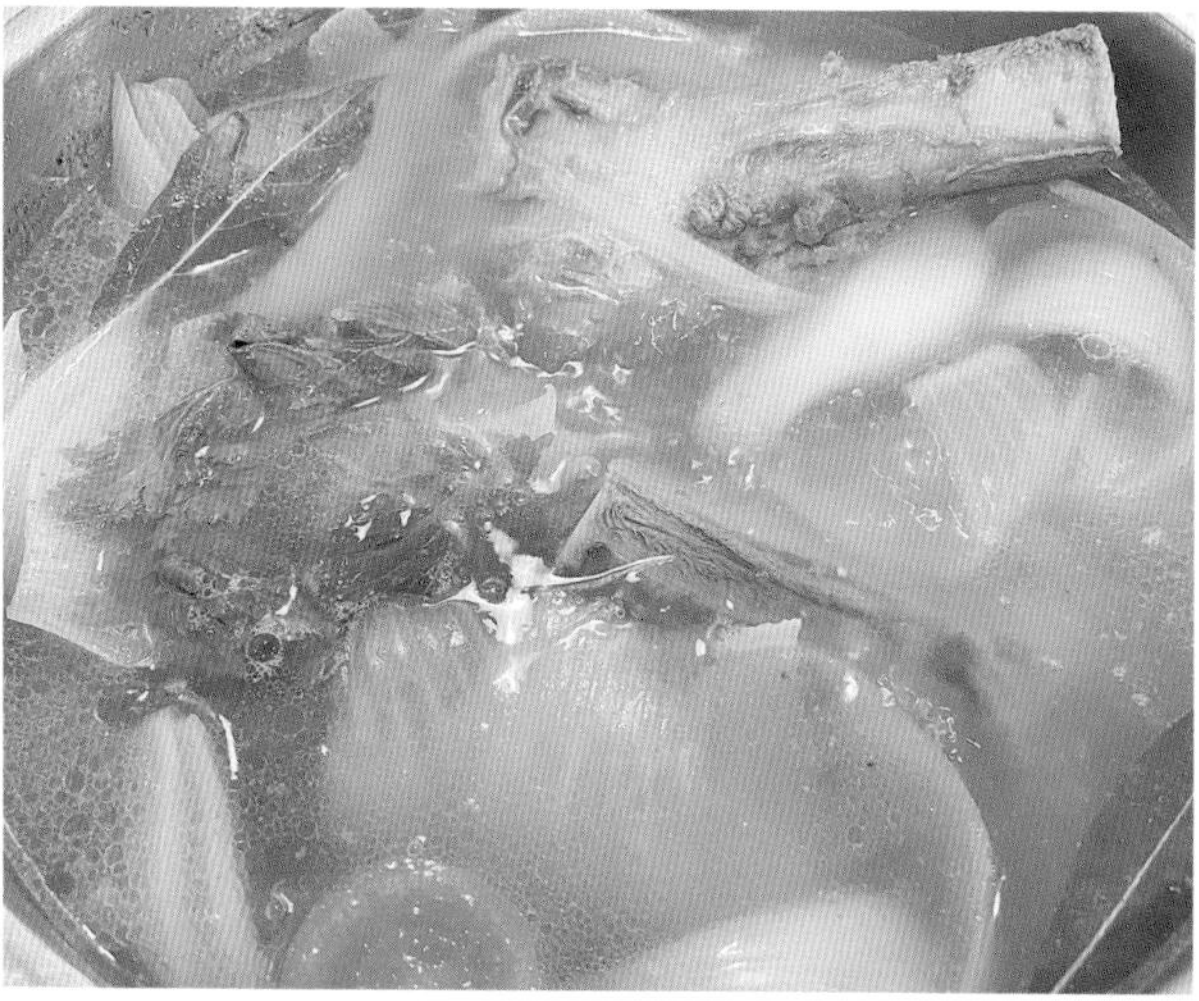

材料（大きめの鍋1つ分）

骨付き肉…1パック
玉ねぎ…1個
人参…1本
セロリ…1/2本
ショウガ…1かけ
ニンニク…1かけ
お好みのハーブ…少量
酢…大さじ1
塩・胡椒…少々

作り方

1 野菜を切る。大きさは自由です。皮付きでも可。
2 材料をすべて鍋に入れ、水をかぶるくらい入れて火にかける。
3 アクを取りながら1〜2時間煮込む。
4 塩・胡椒で味を調えて完成。

レシピ：広島ステーションクリニック管理栄養士　杉原智子

④ビタミン・ミネラルを至適量（その人にとって最適な量）補う

ビタミン…体の機能を整えるのに重要な栄養素です。脂溶性（A・D・E・K）と水溶性（B群・C）の2種類がありま す。水溶性ビタミンのB群とCは、不必要なものは尿から排出されますので、多くの場合まず過剰になることはありません。例えば、ビタミンB群がないと、エネルギーをつくる代謝経路がうまく回りません。きれいな肌や髪、爪のためにはビタミンCも必要です。ビタミンA・D・E・Kは粘膜や免疫に欠かせない栄養素です。

ミネラル…体の中では作れない成分で、体の機能を整えたり維持したりする働きがあります。酵素の補酵素としても大事です。主なものに、鉄・亜鉛・マグネシウムなどがあります。多くの鉄不足女子は、これらが不足していることが多いので注意が必要です。

オーソモレキュラー栄養医学の考えでは、ビタミンやミネラルが不足している場合、至適量に達するように、厚生労働省の日本人の食事摂取基準で定められているよりも大量に補う必要があります。なぜなら、栄養の改善は、次ページに示したドーズレスポンスカーブ（用量反応曲線）のように十分摂取しないと効果が出にくい特徴があるからです。また、その至適量は個々で異なります。

しかし、食事だけで十分な栄養量を摂ることはなかなか困難です。

例えば、ビタミンB_1を100mg摂取したい場合、豚ヒレ肉を毎日8kgくらい食べないといけない計算になります。そ

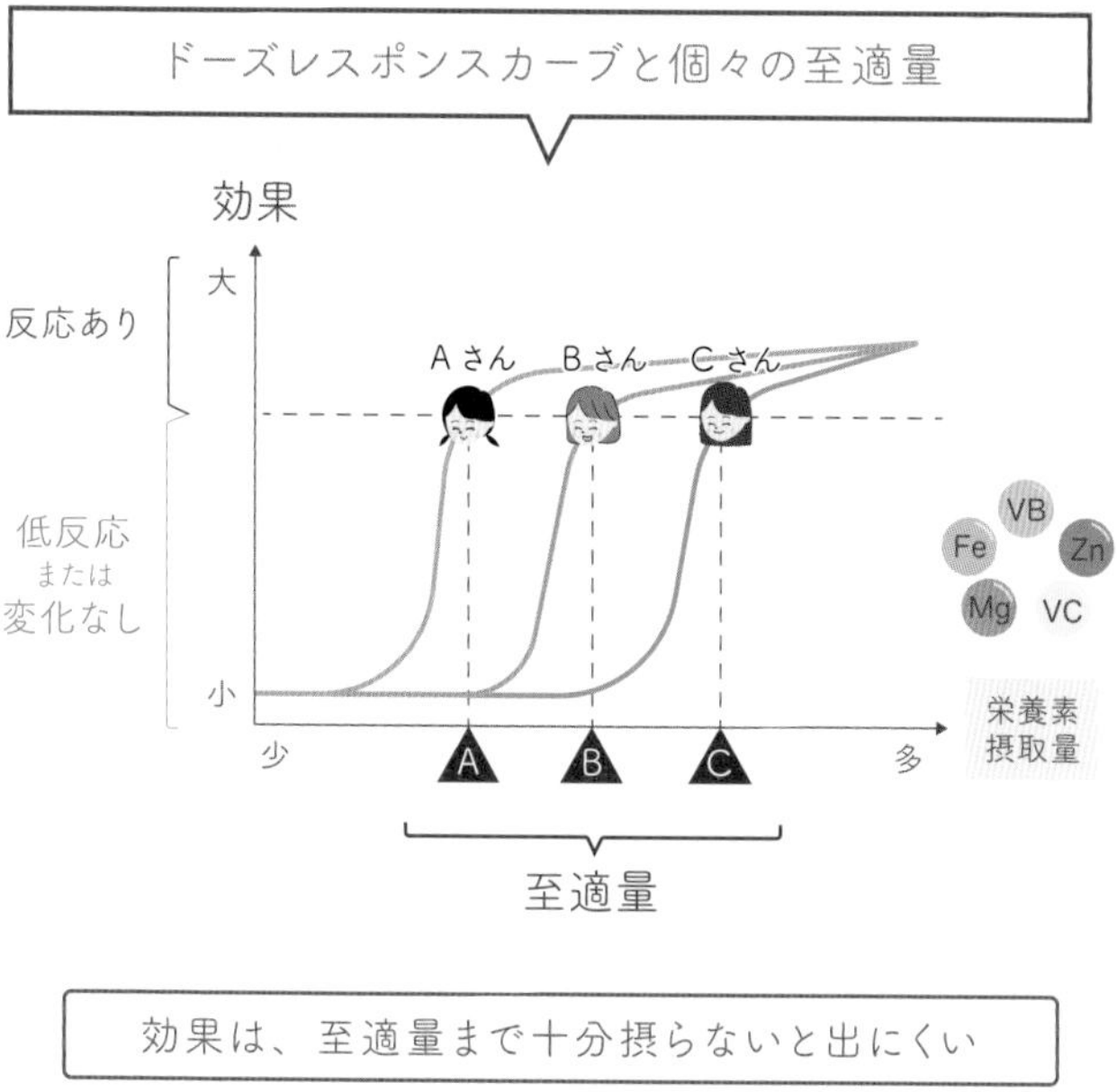

ういった場合はサプリメントの利用が賢明ですよね。しかし、市販のサプリメントでは、容量が少なく、体調の改善にはつながりにくいものもありますので注意が必要です。特にマルチビタミンとして売られているものは、多種類が入っているものの各成分が十分量ではないため、充足が難しい場合が多いです。

ただ、サプリメントを飲む場合は、過剰摂取に注意しないといけないものもありますので、効果がないからと自己判断で安易に増やすのはおすすめできません。質の悪いもので肝障害を起こしている方も見受けられます。適切な摂取をするためにも、定期的に栄養療法を行っている医療機関で採血検査を受けることをおすすめします。

⑤糖質の摂りすぎに注意

オフィスのデスクや家のすぐ手が届くところにチョコやクッキーを常備して、疲れたらすぐ口にぽいっ……そんな習慣が実は、余計に疲労感を強めるだけでなく、鉄をはじめとするミネラルの吸収を妨げるもとにもなります。

食事などから摂った糖は腸から吸収されたのち血液の中へ入っていきます。血液中の糖を血糖、その値を血糖値といいます。

甘いものを食べると血糖値は急激に上がります。するとそれを下げるよう働く「インスリン」というホルモンがたくさん分泌されます。それにより今度は血糖値が急に下がります。脳をはじめ体のエネルギー源になる糖が急に枯渇する状態になるため、「反応性低血糖」といって頭がぼーっとしたり、耐え難い眠気がきたり、疲労感が強まったりしてしまうのです。

糖質は甘いものだけではなく、パンやご飯、パスタといった主食にも多く含まれます。

糖質に偏った食生活を続けると血糖が過剰になり、体の中でそれを処理する働きが追い付かず、体やメンタルにさまざまな悪影響を及ぼします。

また、主食中心、間食をよくしたりする人は、おのずと食事でのおかずの量が少なくなりますので、肉に多く含まれるヘム鉄の摂取量も不足しがちになります。ますます鉄欠が進み不調を起こしやすいという悪循環を繰り返すことで心身にもさらに負担がかかります。

糖質過多はNG

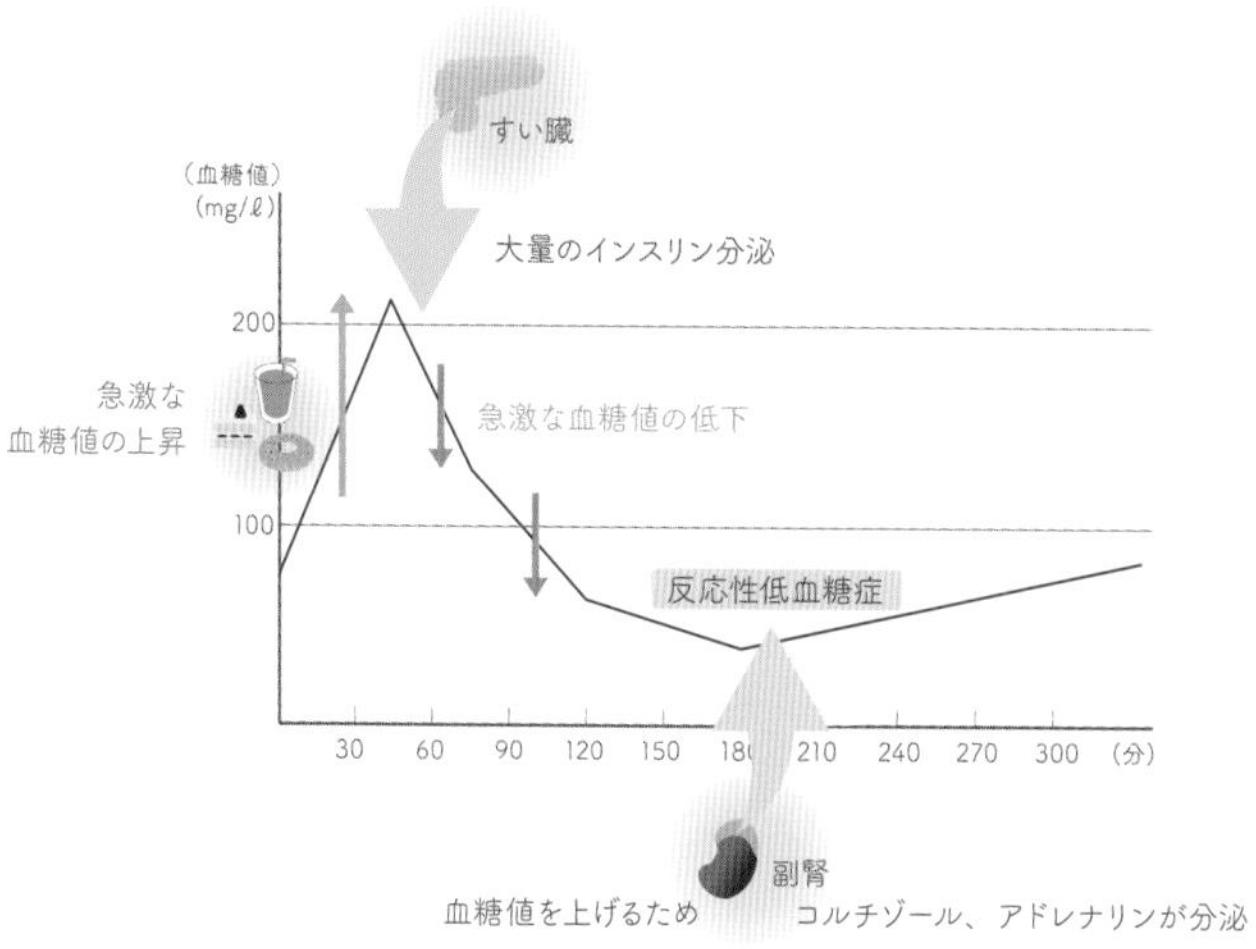

①甘いものを食べすぎると高血糖になる

②すい臓からインスリンが分泌され、低血糖となる（反応性低血糖）

③副腎から血糖を上げるためにコルチゾールとアドレナリンが分泌される

甘いものを摂ると、反応性低血糖を起こす

反応性低血糖の繰り返しが体にもたらす害はほかにもあります。

低血糖になると脳は危機を察知し、コルチゾールやアドレナリンといった、血糖を上げる作用のあるホルモンを分泌するよう、副腎に指令を送ります。副腎とは腎臓の上にある2~3㎝ほどの小さな臓器で、生体機能を維持するためのさまざまなホルモンを産生、分泌します。しかし血糖値の乱高下が続くと副腎は低血糖になるたびにコルチゾールやアドレナリンを大量に分泌し続けなければならなくなるためやがて疲弊し、機能が落ちてしまいます。この状態を「副腎疲労」といいます。副腎疲労には、比較的元気でいられる抵抗期と、強い疲労感などがある疲弊期があります。疲弊期になると逆にコルチゾールが少なくなり、空腹時間が長いと低血糖になりやすく、さまざまな不調を強めてしまいます。

また、コルチゾールは体内で代謝される際、マグネシウムなどのミネラルが使われます。よって分泌が多くなるほど、ミネラル不足に陥りやすくなります。

さらにアドレナリンがたくさん分泌されると自律神経のうち興奮や緊張をつかさどる交感神経が活発になるため、必要以上に血糖値が上がるだけでなく、イライラや動悸なども見られます。低血糖になると、チョコやケーキなどのスイーツに手が出てしまうもの。その結果、また血糖値の乱高下が起こり、疲れや不調に歯止めがかからなくなってしまうのが、糖質過多の恐ろしさなのです。

血糖の乱高下の弊害

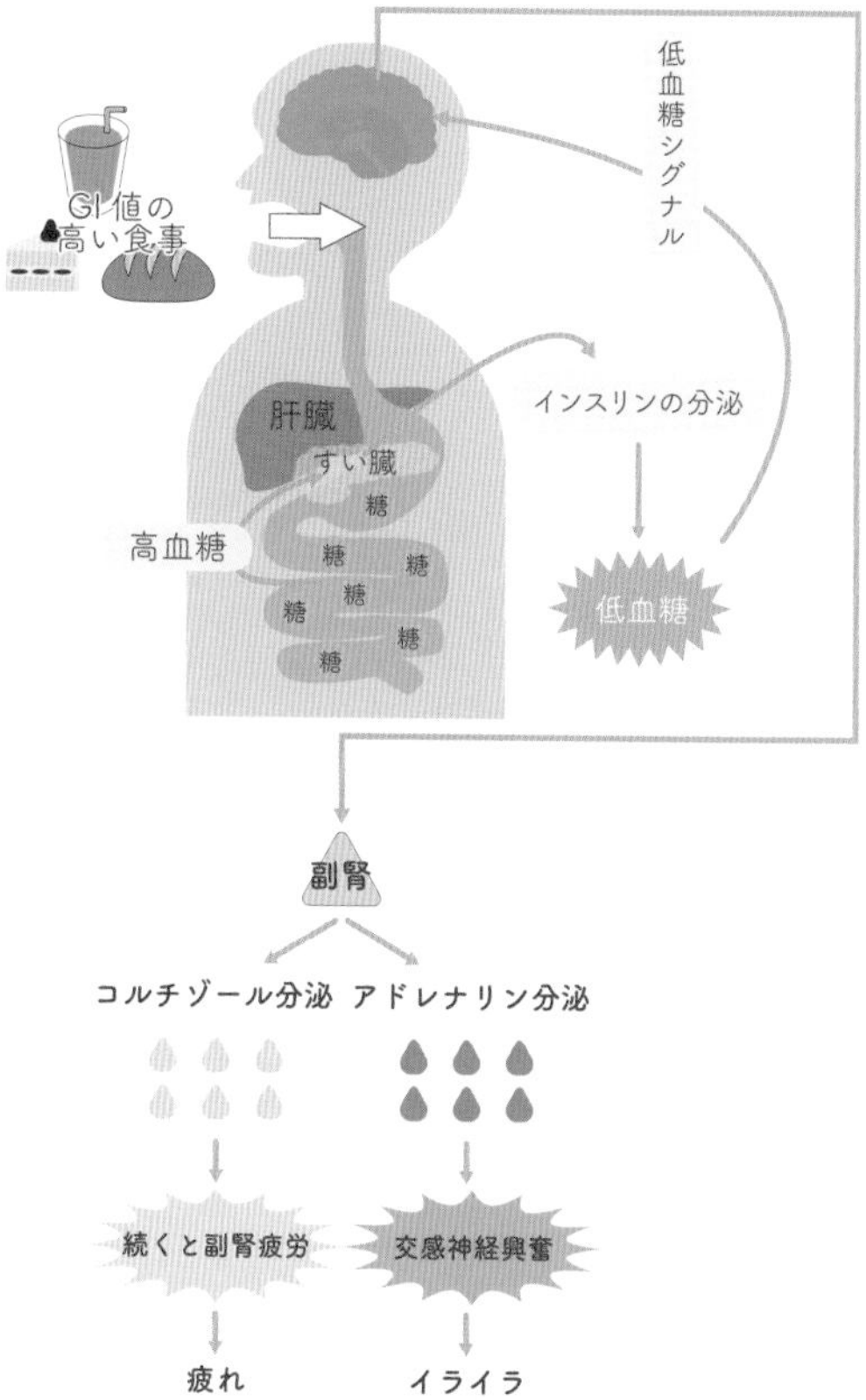

反応性低血糖は、副腎疲労、交感神経興奮を引き起こす

⑥飲酒の影響

鉄にとって意外な敵となるのが飲酒です。アルコールは肝臓に運ばれたあと、酵素によってアセトアルデヒドに分解され、さらに酢酸へ分解したのち、最終的には炭酸ガスと水に分解されます。同時に各々の過程で鉄の吸収や代謝にとって重要なビタミンB_1やナイアシン、亜鉛が消費されます。飲酒量が多いほどこれらの栄養素が分解の過程で消費されてしまうため、体に必要な栄養素が不足しがちになるのです。

また空腹時は、肝臓に貯蔵されたグリコーゲンからグルコースを合成（糖新生）して血糖を保っていますが、アルコールの解毒で肝臓が忙しくなると、糖新生ができなくなることで低血糖になりやすくなります。また糖はアルコール分解時にエネルギーとして使われるため、不足した糖を体が欲するようになります、締めにラーメンが食べたくなるのは、こういった理由からです。二日酔いの症状も低血糖の症状と一致します。

血糖値の乱高下が起これば、自律神経が乱れ胃腸の調子も悪くなります。すると消化吸収が難しくなり、鉄をはじめとする必要な栄養素の吸収が妨げられます。

さらに、脂肪肝などの肝障害が起こると鉄の吸収をストップさせるヘプシジンが分泌され、鉄の利用障害が起こり、エネルギー代謝が滞るため、疲れやすくなったりします。

適度なリラックス効果が期待できる飲酒も、鉄不足を考えると、付き合い方を考える必要があります。

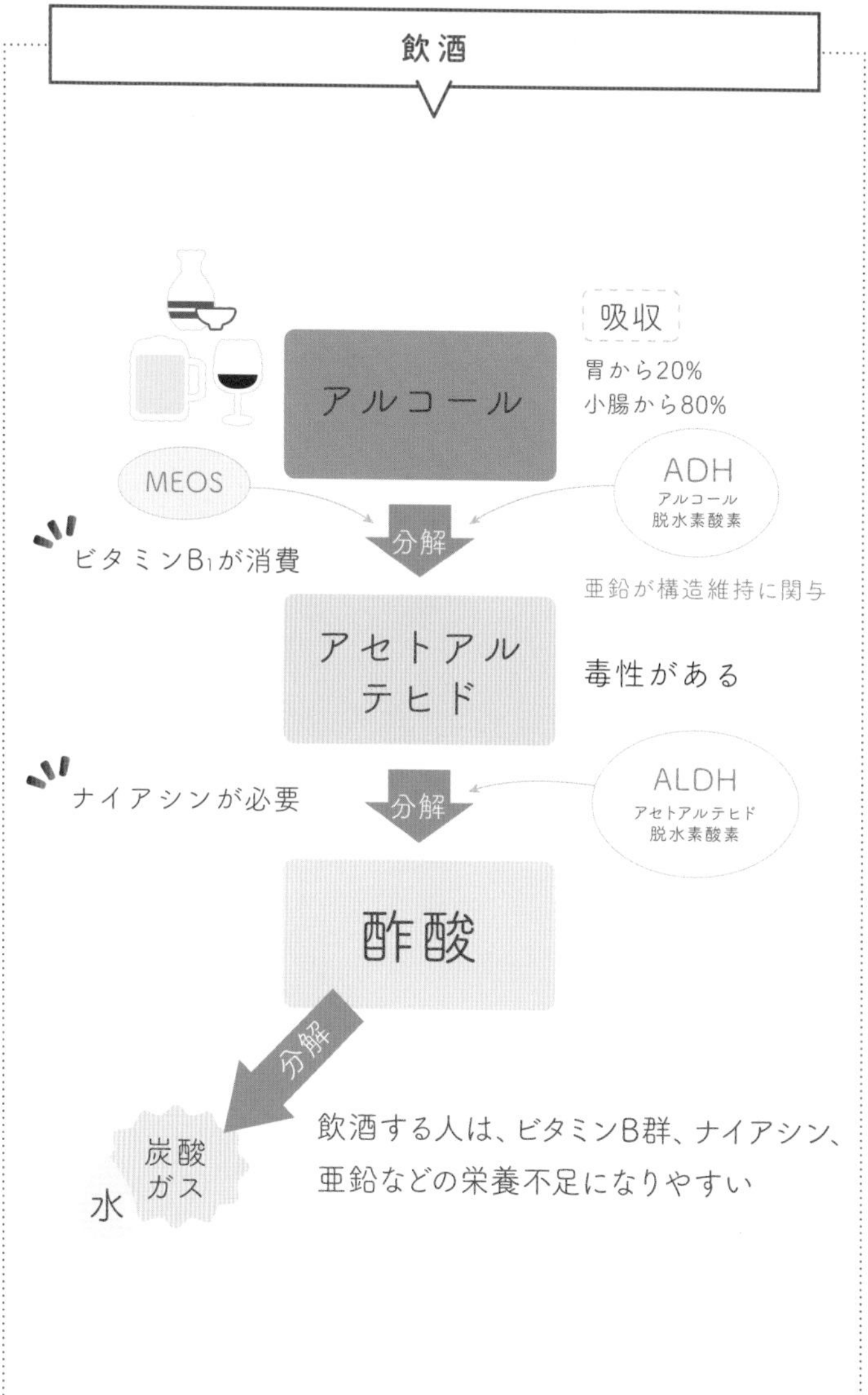
飲酒
吸収
胃から20%
小腸から80%
アルコール
MEOS
ADH
アルコール
脱水素酸素
分解
ビタミンB1が消費
亜鉛が構造維持に関与
アセトアルテヒド
毒性がある
ナイアシンが必要
分解
ALDH
アセトアルテヒド
脱水素酸素
酢酸
分解
炭酸ガス
水
飲酒する人は、ビタミンB群、ナイアシン、
亜鉛などの栄養不足になりやすい

しぼうかん

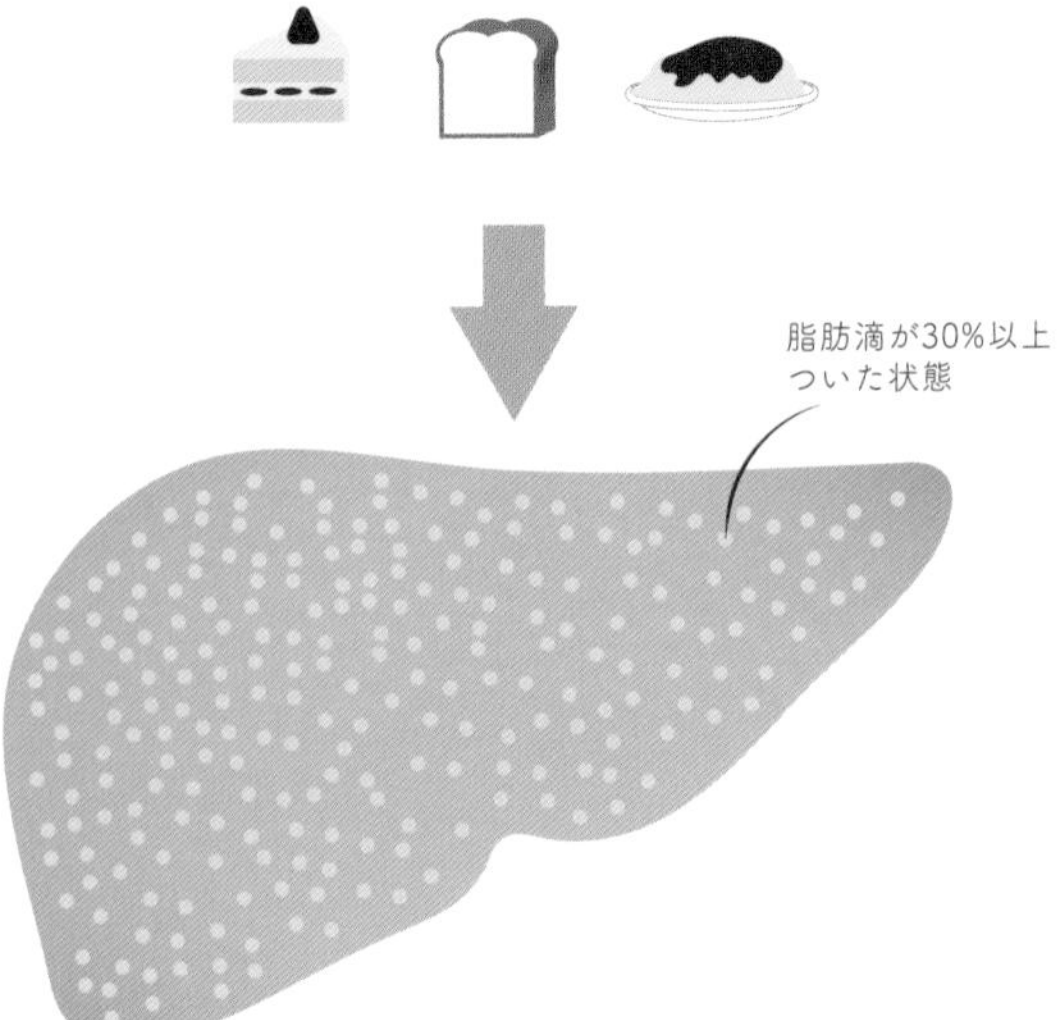

食べた 油 と肝臓の 油 はまったく別もの
食事由来の 油 の関与はわずか2割！
なんと8割は肝臓が糖から合成された
油 がたまったことが原因

コラム

痩せていても脂肪肝!?

脂肪肝になるのは、メタボな男性のイメージがあるかもしれません。しかし若い女性や痩せている人にも脂肪肝が見つかることがあります。

その原因は、糖質過多でたんぱく不足の食生活にあります。朝はパンとコーヒーだけ、昼はパスタランチ、3時のおやつは欠かせない、夜はご飯と野菜中心の食事、加えて過度の飲酒……心当たりありませんか？

脂肪肝は、ある程度血液検査で予想することができます。肝機能の項目のASTよりもALTが高く、なおかつALTの数値が30 IU/L以上あると脂肪肝の可能性が高いです。しかし、ビタミンB_6の不足などがあった場合、ALTの数値は低く出ることがあります（データのマスクといいます）。

通常の血液検査では所見がなくても、画像診断で立派な脂肪肝になっている場合もしばしば見られます。また脂肪肝があると、肝細胞が壊され、中にためていたフェリチンが血液中に流れ込むため、血清フェリチン値が上がります。栄養療法において脂肪肝は弊害となりますし、フェリチンの評価を困難にしますので、エコー検査などの画像診断は非常に大事です。私はもともと肝臓専門医なので、少しでも疑われる場合はエコー検査を必ず実施しています。

⑦ライフスタイルで必要な栄養は異なる（個人差）

私が採用している「オーソモレキュラー栄養療法」の特徴は、「その人に合わせた栄養補給」を提供することです。これまでの栄養学は体型や体質、生活環境の違いといった個人差までは考慮されていませんでした。そうした意味でも、個々の患者さんの状態に応じてベストな栄養補給を提供するには、その人のライフスタイルについてきめ細かくヒアリングし、その人だけのプログラムを考案することが重要だと考えています。

例えば食事のパターンや生活のリズムなどは、すべてにおいて誰もが違います。何かのパターンやモデルケースに当てはめるのではなく、その人だけに向けたアドバイスができないと期待するような治療効果は出ないのです。そのため、場合によっては生活習慣の見直しの話をすることもあります。

そのうえで、肝臓は元気か、胃や腸などの消化器官に問題はないか、筋肉はあるか、副腎疲労など心配な点はないか、など体の各々の状態を検査結果からみていきます。その人の体の状態と毎日の過ごし方などにより、栄養の代謝はまったく異なってくるからです。

また、その人に合った栄養補給法を取り入れるためには、管理栄養士による栄養指導を受けるのも重要なポイントです。毎日の食事でできている体は、食べるもので変えることができるのです。不調と向き合い、食事や生活について根本から改善を図ることができれば、未来のあなたも変わるかもしれません。

栄養素の必要量は一人ひとり違う

性別

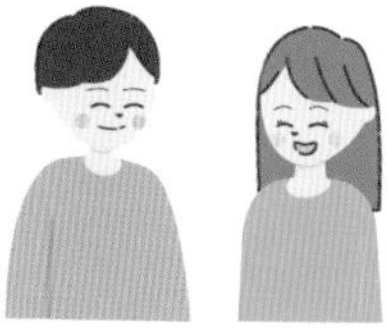

体型

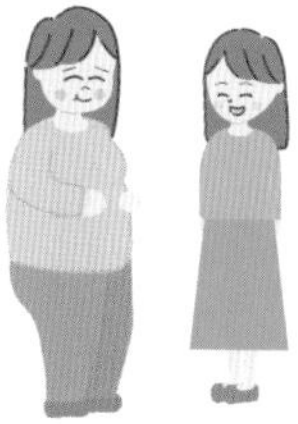

体質

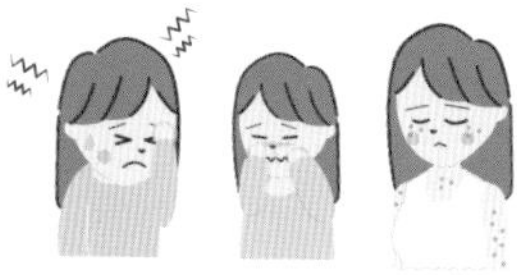

ライフスタイル

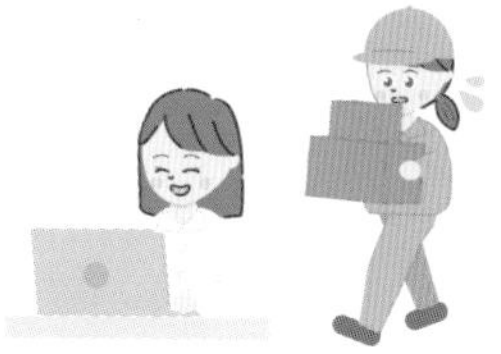

パソコン操作の多いデスクワーク
→ビタミンBが大量に消費（4倍以上）

肉体をよく動かす仕事
→たんぱく質需要増大（2倍以上）

ストレスが多い、タバコを吸う
→ビタミンCの需要増大（5倍以上）

飲酒
→亜鉛、ビタミンB、ナイアシン、葉酸の消費増大（10倍以上）

加工食品の摂取
→マグネシウム、亜鉛などのミネラルの消費増大

パーソナルに栄養量を整えることが大事！

PART 4

Let's 鉄活！

2週間で鉄不足の症状は改善できる！

鉄分の多い食品と食べ方

鉄不足の症状を改善するための基本は食事で鉄を摂ることです。食事の中に含まれる鉄は肉・魚などに含まれる ヘム鉄 と、ほうれん草や卵に含まれる 非ヘム鉄 に大きく分かれます。それぞれの食品を左図に示しました。レバーが圧倒的に多く、豚レバーは100g中13mg、鶏レバーは9mgとなっています。レバーは鉄ばかりではなく、亜鉛、ビタミンAなども多く、栄養価に優れた食品ですが、苦手な方も多いのではないでしょうか？

私の一番のおすすめは、赤身の肉を食べることです。肉の赤色は、ミトコンドリアの鉄を反映しており、鶏の胸肉より赤身の牛ヒレのほうが多いです。なかでも、鹿（3・9mg／100g）、馬（4・3mg／100g）、イノシシ（2・5mg／100g）など野生のジビエ肉は赤みが強く、鉄量も多くなっています。

また、魚では肉と同様、赤身のマグロ、カツオなどに鉄が多く含まれています。血合いはヘム鉄が豊富ですが、マグロなどの大型魚はメチル水銀も多く含まれているため、妊活中の女性にはおすすめできません。

非ヘム鉄はポルフィリンと結合していない無機鉄です。大豆加工品、小松菜やほうれん草などに多く含まれますが、実は卵も非ヘム鉄の食品です。また、鉄のフライパンや鍋で調理をすることも有効です。その際、酸味があるものならより鉄を引き出せるので、トマトやお酢を使った料理がおすすめです。

ヘム鉄・非ヘム鉄が含まれる主な食べ物

100gあたりの鉄量

ヘム鉄の食品 肉、魚など　吸収率が高い（10～25%）

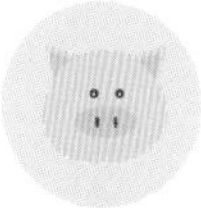

豚レバー（生）
13.0mg

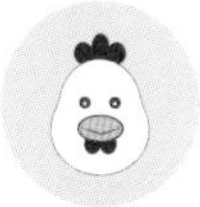

鶏レバー（生）
9.0mg

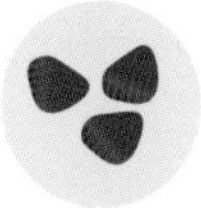

しじみ（生）
8.3mg

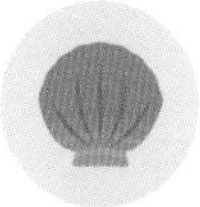

あさり（生）
3.8mg

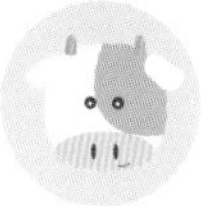

黒毛和牛
もも赤肉（生）
2.8mg

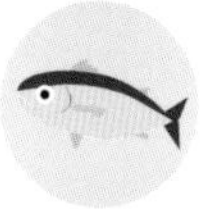

かつお（生）
1.9mg

非ヘム鉄の食品 野菜、穀類など　吸収率が低い（2～5%）

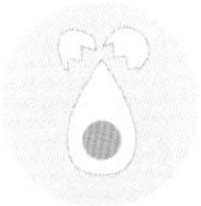

卵黄（生）
4.8mg

油揚げ（生）
3.2mg

小松菜（生）
2.8mg

黄大豆国産（ゆで）
2.2mg

ほうれん草（冬採り・生）
2.0mg

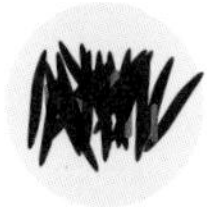

ひじき（ステンレス釜 ゆで）
0.3mg
ヒ素が多いので注意！

出典：文部科学省「日本食品標準成分表2020年版（八訂）」

レバー、赤身の肉、貝に鉄が多い

また、重度の鉄不足の場合は非ヘム鉄の吸収率は50〜70％も上がることがあります。

しかし、保険の鉄剤などで多量に投与されると、すぐにヘプシジンが分泌され、鉄の吸収や利用の障害が起こります。

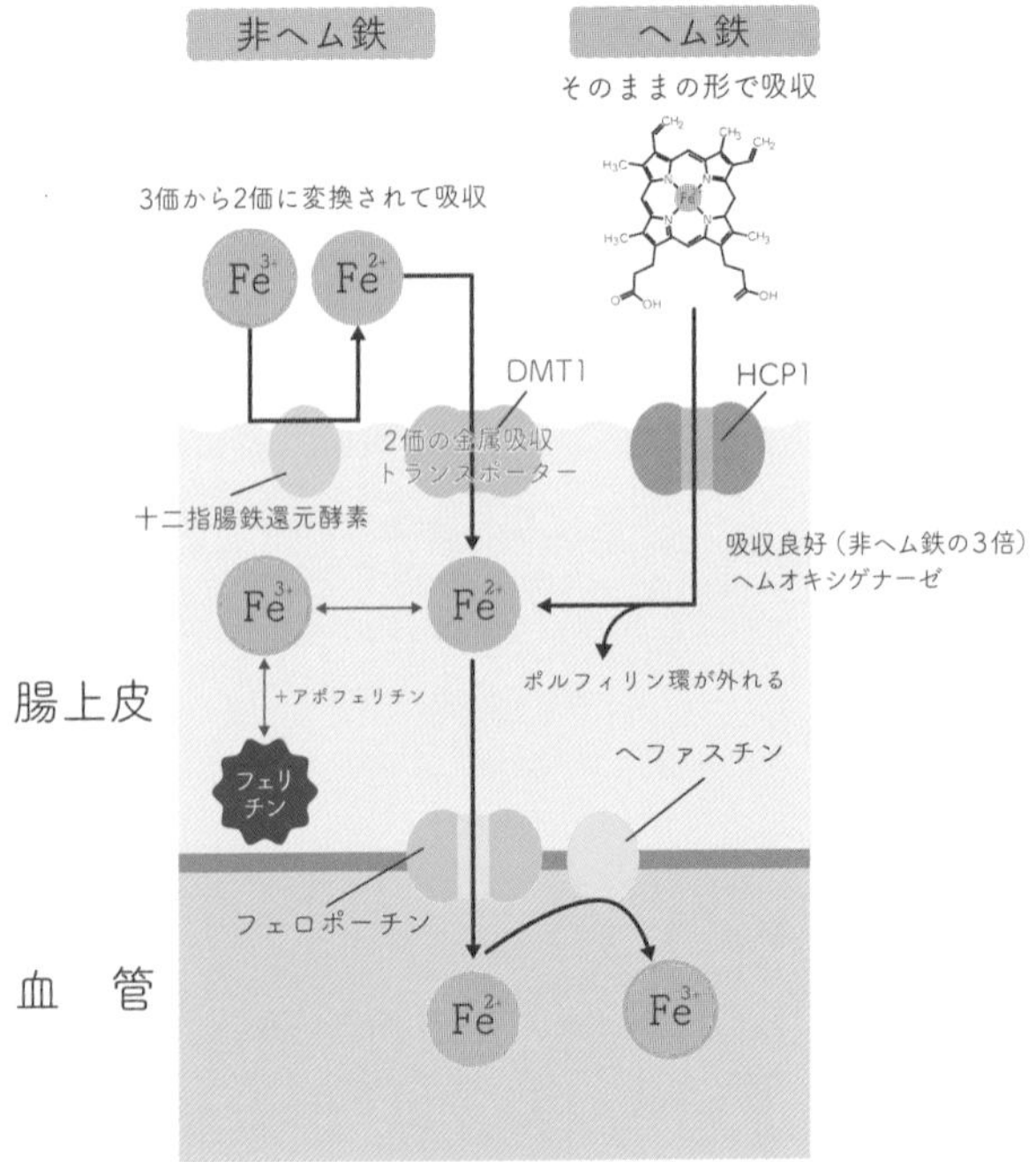

ヘム鉄と非ヘム鉄の吸収経路は異なる
ヘム鉄は専用の吸収トランスポーターがあり、
安定して吸収できる

コラム

ヘム鉄と非ヘム鉄の吸収経路

ヘム鉄と非ヘム鉄は、吸収経路が異なります。ヘム鉄は鉄がポルフィリン環で包まれ、安全で安定しており、小腸の上皮で、そのままの形で、HCP1 というヘム鉄専用トランスポーターから吸収されます。ヘムオキシゲナーゼという酵素でポルフィリン環が外され、Fe^{2+}となり、フェロポーチンを介して血中に排出されます。Fe^{2+}は周囲のものと反応しやすいため、出るや否やヘファスチンによってFe^{3+}に酸化されたのち、鉄を運ぶトランスフェリンにのせられ、体中に運ばれます。吸収率は10~25%と非ヘム鉄よりも比較的高いのが特徴です。

非ヘム鉄は、ポルフィリンと結合していないむきだしの無機鉄です。比較的周囲と反応しにくい安定した3価鉄として存在します。胃で胃酸により可溶化され、Fe^{3+}にイオン化します。Fe^{3+}はこのままの形では吸収はされないため、ビタミンCや十二指腸鉄還元酵素（Dcytb）などの働きにより、Fe^{2+}に還元されて、2価の金属のトランスポーターの DMT1 から吸収されます。吸収率は通常は2~5%と低く、さらに、吸収されるときに活性酸素を出して粘膜を攻撃してしまいます。また、一緒に食べる食材にも影響されやすい特徴があり、お茶やコーヒーに入っているタンニンも鉄の吸収を抑えるので注意しましょう。

鉄の吸収をアップする食事

体内での鉄の吸収は一緒に食べる成分の影響を受けます。

ヘム鉄に比べて吸収の低い非ヘム鉄でも、食べ合わせを工夫して吸収率を上げることは可能です。

ビタミンCもその一つです。オレンジ、キウイ、柿、イチゴなど果物はビタミンCを多く含むので、食事の際に果物を一緒に摂るようにすると吸収率アップにつながります。

ただし果物は糖分が多いため、摂りすぎには注意してください。

ビタミンCはパプリカやブロッコリーなどの野菜にも含まれていますが、水溶性であるため、茹でたり、加熱することによって失われてしまいます。サラダにして生で食べるなど調理を工夫するのがよいでしょう。

ビタミンCと鉄は、美肌にも必要な成分なのできれいになりたいと思う女性には特に重要です。

食事の際にビタミンCのサプリメントを一緒に摂って鉄の吸収をアップさせるという方法もおすすめです。

またクエン酸も非ヘム鉄の吸収力をアップしてくれる栄養素です。クエン酸は疲労回復にも役立ち、酢やレモン、ゆず、すだち、梅干しなどに含まれるので調理の際に意識して使うとよいです。

たんぱく質も鉄の吸収を高めてくれます。

非ヘム鉄の食材は、肉や魚といったたんぱく質も鉄分も多い食材と組み合わせてしっかり鉄を摂ることが大事です。

一緒に摂りたい栄養素

ビタミンC

オレンジ、キウイ、柿、イチゴ、パプリカ、
キャベツ、ブロッコリーなど

クエン酸

酢、レモン、ゆず、すだち、梅干しなど

たんぱく質

肉、魚、卵、大豆製品など

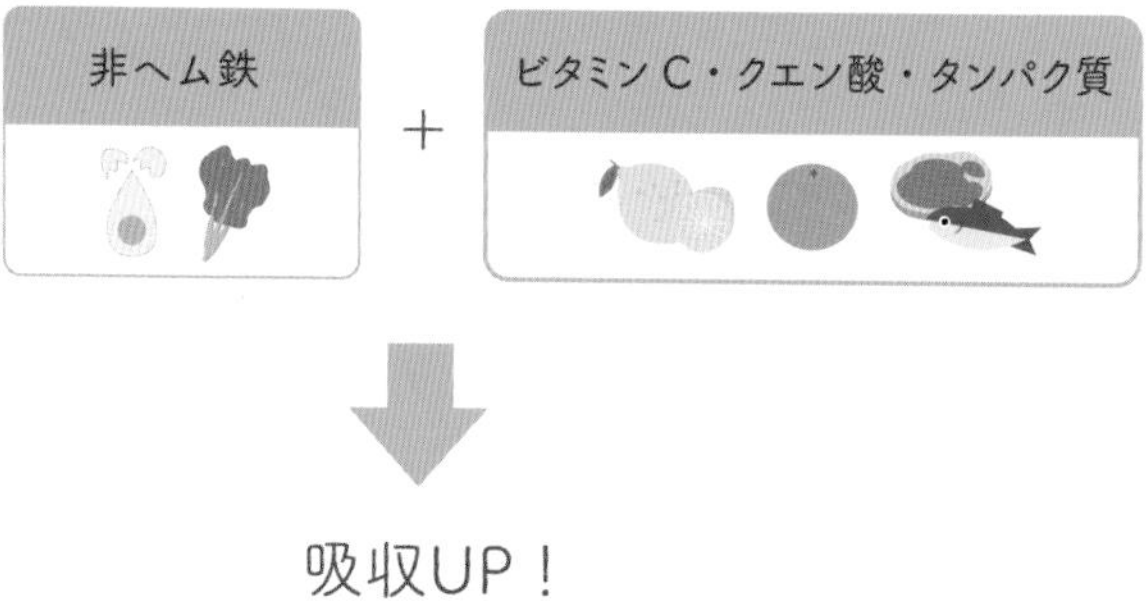

非ヘム鉄は一緒に摂る食べ物で吸収量が変化する

レシピ　鉄活のためのお肉料理4選

料理監修：杉原智子

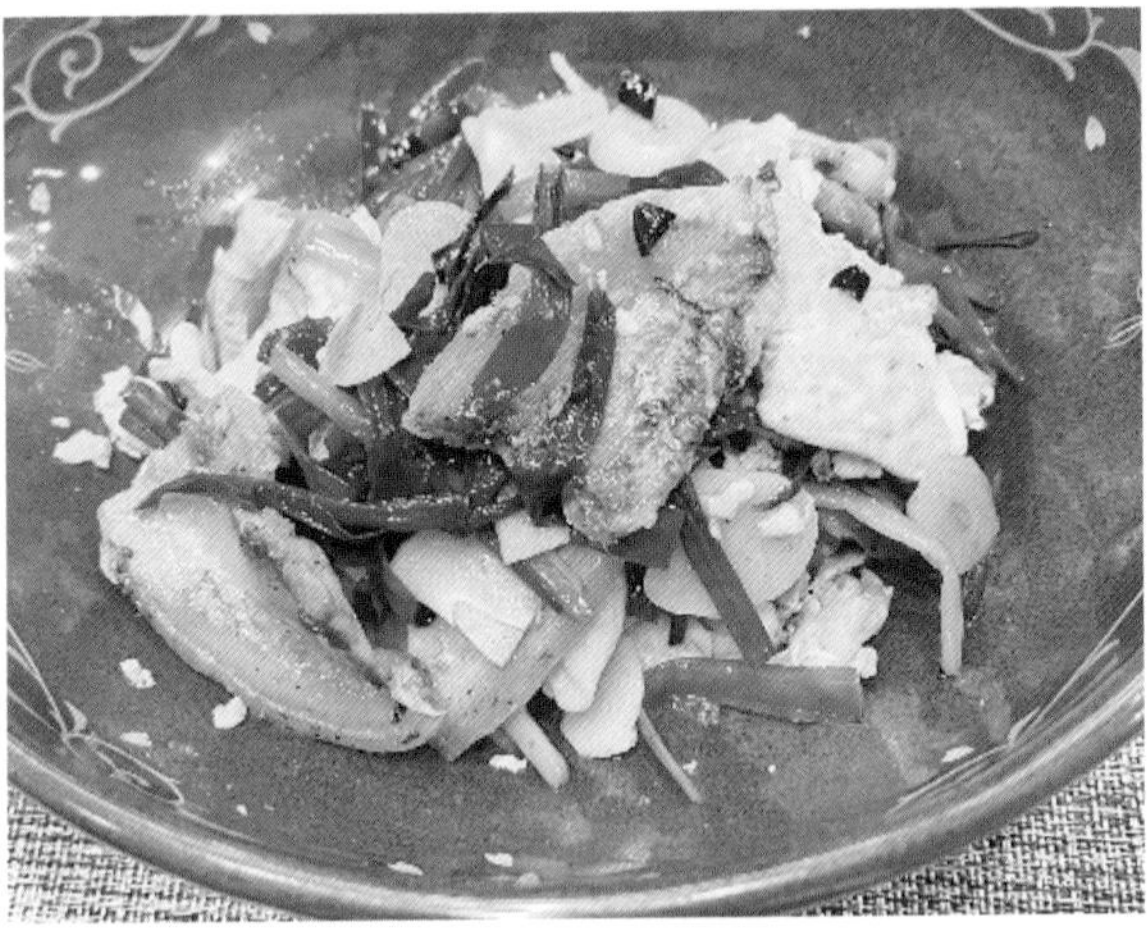

豚ニラ玉炒め

材料（2人分）

豚ばら肉…150g
溶き卵…3個分
ニラ…1束

A
- ニンニクの薄切り…1かけ分
- 赤唐辛子の小口切り…1本分
- 鶏がらスープの素（顆粒）…小さじ1
- 塩…小さじ1/3
- 酒…大さじ2〜3

油

作り方

1　ニラは5cm幅に切る。Aをあわせておく。

2　フライパンに油を入れ強火で熱したあと、溶き卵を回し入れてフライパンを揺すって広げ、混ぜずに焼く。

3　木べらで外側から内側に返しながら炒め、裏返したらすぐ火を止め取り出す。

4　フライパンをキッチンペーパーで軽く拭き、次に豚肉を強めの中火で3〜4分ひっくり返さず焼く。

5　ひっくり返して1分ほど焼いたら、Aを加えてさっと炒める。

6　**5**に**3**を入れ、ほぐしながらさっと炒めたらすぐに火を止める。

鶏肉の悪魔風カリカリ焼き

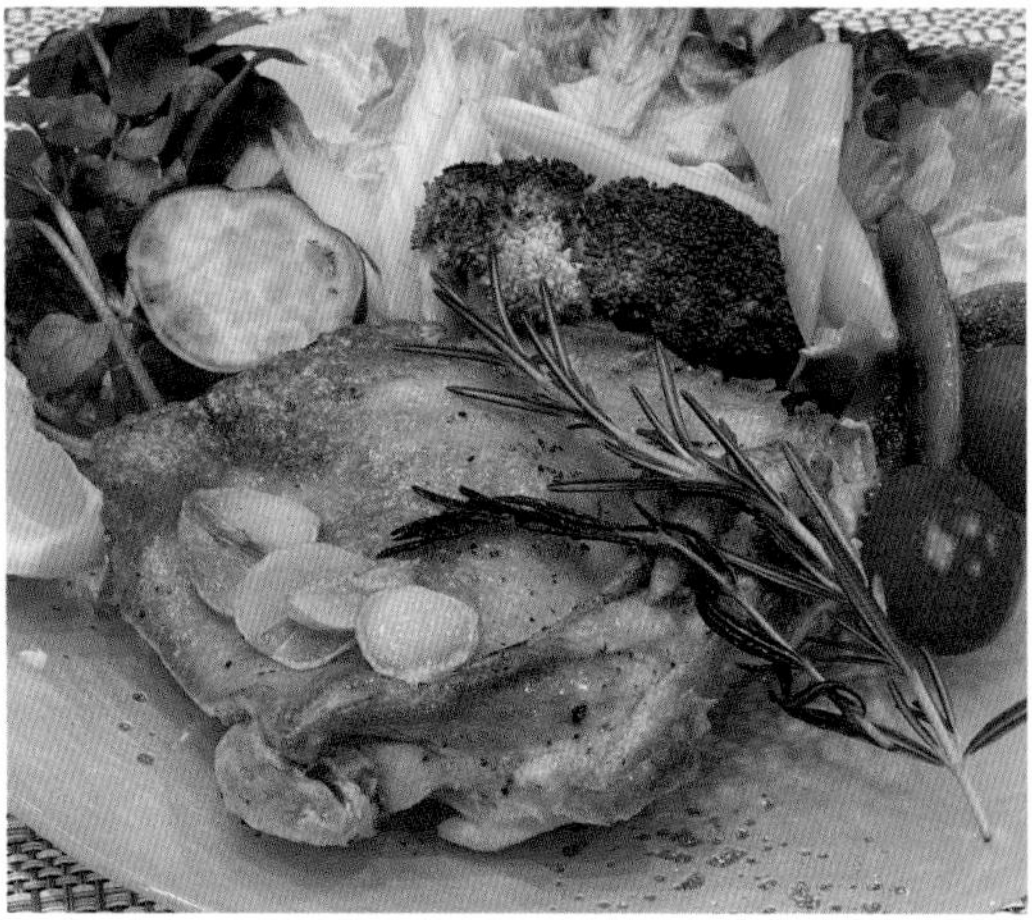

材料(2人分)

鶏もも肉
…2枚(胸肉でもよい)

オリーブオイル…65mL

塩…肉の量の約1%

黒胡椒…適量

レモン…半分

A
ローズマリー
…2本(タイムでもよい)
ニンニク…2かけ

作り方

1 鶏肉にまんべんなく塩をふる。(肉の約1%が目安)
2 冷たいフライパンにオリーブオイルとAを入れ、強火で炒め、焦げる前に取り出す。
3 **2**のフライパンに**1**の皮目を下にして強火で1分焼く。蓋をして弱火で5〜6分焼く。
4 蓋を取って裏返し、火を止め余熱で30秒〜1分焼く。
5 取り出して、4〜5等分に切って皿に盛る。
6 オリーブオイルを回しかけたあと、黒胡椒をミルでかける。
7 **2**で炒めたAをのせる。
8 食べる直前にレモン汁を搾る。

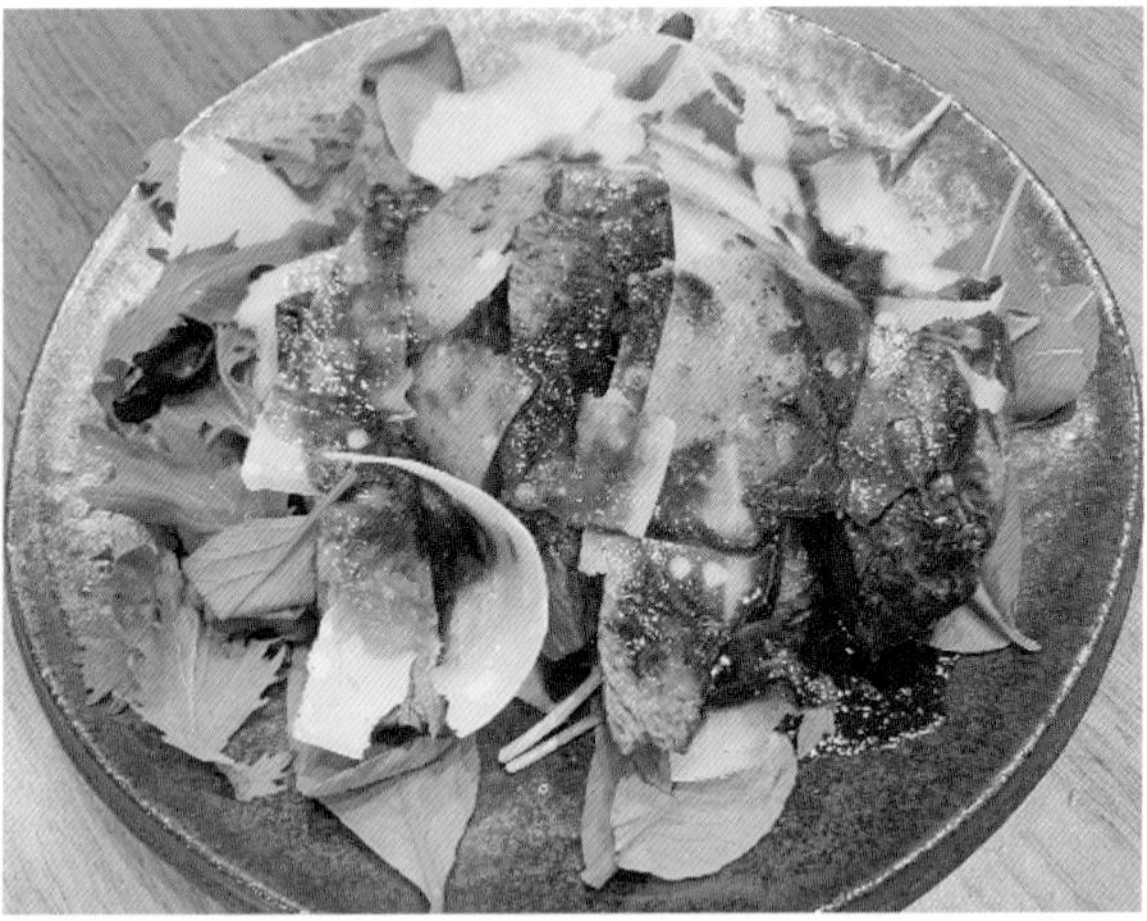

牛肉のタリアータ

材料（2人分）

牛ステーキ用肉
…1枚 約200g

ベビーリーフ…適量

パルミジャーノレッジャーノ
…適量

バルサミコ酢…50mL

オリーブオイル…大さじ1

塩…肉の量の約1%

作り方

1 牛肉は20分ほどおいて室温に戻しておき、料理の直前に両面に塩（肉の約1%が目安）をかける。

2 オリーブオイルをフライパンに入れ中火にかけ、薄く煙が出たら**1**の牛肉を入れる。

3 両面を約2分ずつ焼いて取り出し、アルミホイルで2重に包みそのまま10分おく（肉の厚さで焼き時間は要調整）。

4 ベビーリーフを皿に盛りその上に2cm幅に切った肉をのせ、さらにその上にパルミジャーノを削ってかける。

5 バルサミコ酢をフライパンに入れ、半量になるまで中火で煮詰め、冷まし**4**にかける。

レバニラ炒め

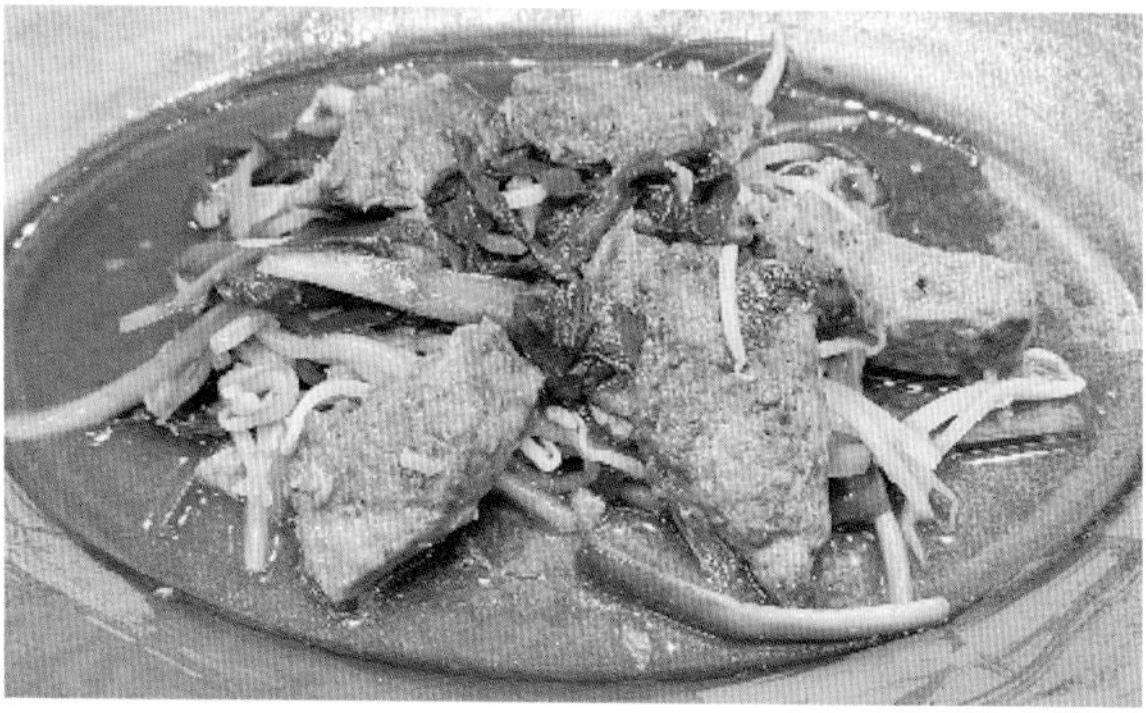

材料(2〜4人分)

豚レバー…200g
もやし…250g
ニラ…1束
ごま油…大さじ3
牛乳…適量
片栗粉…大さじ2
塩・黒胡椒…各適量
卵…1/2個

A
しょうゆ…大さじ2
オイスターソース…大さじ1
紹興酒…大さじ1/2
鶏がらスープの素(顆粒)…小さじ1/2
ラカンカ(顆粒)…小さじ2
片栗粉…小さじ1/2

B
ニンニク(みじん切り)…1かけ
ショウガ(みじん切り)…1かけ

作り方

1 レバーを流水でよく洗い、食べやすい大きさに切って牛乳に20分ほどつける。

ニラは5cm幅に切る。Aをあわせておく。

2 1のレバーを取り出して水洗いし、ペーパーでよく水気を拭き取る。塩、黒胡椒でしっかり下味をつけ、溶き卵をつけて片栗粉をまぶす。

ごま油を入れて熱したフライパンで、揚げ焼きにする。

3 フライパンの余分な油を拭き取り、Bを炒める。香りが立ったらもやしを入れ、ある程度火が通ったらニラを加える。ニラがクタッとし始めたら、2を戻す。

4 具材がからんだらAを入れて、とろみがつくまで炒める。

PART 5

Let's 鉄活！

サプリメントは鉄欠女子の心強い味方！

鉄を食事だけで十分摂ることはけっこう難しい 鉄サプリメントで補おう

鉄を補うには、まずは食事からが大前提ですが、昔と比べて食材に含まれる栄養素が少なくなっているものも多いです。また、鉄を多く含む食品でも、症状を改善するためには、大量に摂取する必要があるため、栄養療法を行う際には多くの場合、サプリメントを併用します。特にONCE分類で各項目とも2〜3レベルであるなど、深刻な鉄不足に陥っている場合は、食事やその他の生活習慣の見直しと同時に、早期からサプリメントの助けを借りると症状がより速やかに改善していきます。

ただし、サプリをやみくもに摂ればいいというものではありません。サプリメントによっては過剰摂取すると体内の鉄の量が急増し、かえって体調不良の原因になる恐れがあります。

私のクリニックでは個別にサプリによる摂取の適量を設定したうえで、治療中も定期的に血液検査やONCE分類等で貧血および体調の改善具合を都度評価します。左にヘム鉄のサプリメントの摂取量の目安を示したので、参考にしてください。そして結果に応じサプリの量を少しずつ減らしていくことをおすすめします。

なお、鉄の吸収にはビタミンや、マグネシウムなどほかのミネラルも不足しないようにすることが大事です。そのため栄養療法では、必要な栄養素を総合的に見極め、計画的に食事とサプリによる摂取を行っていけるようにします。

栄養療法を始めたら、サプリをずっと

ONCE分類に基づく ヘム鉄 の推奨摂取量の目安

grade	最低量	最大量
0	0mg	5mg
1	10mg	15mg
2	20mg	25mg
3	25mg	30mg

鉄過剰にならないよう、少なくとも1カ月単位で摂取量の減量を検討することが大事

摂り続けないといけないの?と心配になる人もいるかもしれませんが、そんなことはありません。食事や生活を整え、体の機能を正常に戻せば、やめることも可能です。特に鉄は、過剰にならないよう、安定した摂取量になるまでは、1～2カ月単位でサプリの量の見直しを行っています。

私が目指すところは、サプリがなくても大丈夫な体をつくり、人生をハッピーにすることです。だって、人生は一度きり、〝ONCE〟なのですから。

鉄の補給にはヘム鉄のサプリがおすすめ

鉄剤にはサプリメントも含めて3種類あります。公的保険で処方される鉄剤は「非ヘム鉄」です。この多くはポルフィリンで覆われていないむき出しの2価鉄です。

体に害を及ぼす活性酸素をつくりやすく、人によっては胃粘膜が刺激され、むかつきが起こることもあります。また、このタイプの鉄は腸で吸収される際、亜鉛や銅などのほかのミネラルと入口（P88 吸収経路DMT1の図参照）を共有するため、渋滞が起こってミネラルの吸収率が悪くなることも分かっています。前述したように、高度の貧血がある場合の吸収率が高いので、その場合の利用は有効ですが、すぐさま肝臓からヘプシジンが出て、鉄の吸収と利用を阻害されてしまいます。そして、腸の炎症を引き起こすことも問題となるため、長期的にはあまりおすすめしません。

一方、キレート鉄と呼ばれる、グリシンというアミノ酸で包まれた鉄は刺激が少ないものの、腸にはアミノ酸と似た形で吸収されるため、体内で鉄を一定量に保つ仕組みが働かず、鉄の過剰摂取になる恐れがあります。自分の判断で、キレート鉄を大量に摂り、フェリチンが500ng/mL以上になった例もあります。こうしたデメリットを抑えたものがヘム鉄のサプリメントです。より生理的な組成のため、お肉などの鉄と同じくポルフィリンという赤血球の構成成分で包まれて安全性が高く、鉄欠乏性貧血に対し高い治療効果が得られます。ヘム鉄は腸へ吸収される際、専用の入り口があるので無駄がなく、通常は過剰摂取の心配もありません。私のクリニックでは飲みやすさや効果・副作用などを総合的に判断し、治療で使うサプリメントはヘム鉄を採用しています。

ヘム鉄のサプリメントは薬局などでも入手できますが、値段も質もメーカーによりばらつきがあります。安全性や一定の品質が保たれる製造工程である認定を受けた製品は GMP を遵守していることを示すマークがついていますので、選ぶ際の目安にするとよいでしょう。P99に、ONCE分類に基づくヘム鉄の推奨摂取量の目安を示しました。ONCE分類を参考に、最低量からはじめ、効果を急ぐ場合や効き目が弱い場合でも、医師の指導下にない場合には、最大量を超えないように摂られることをおすすめいたします。

腸はゴッドハンドで吸収量を上手に調節してくれます。便が緩くなったり、便の色が黒っぽさが強い場合は、過剰や十分足りているサインである場合が多いので減量を試みてください。

ヘム鉄サプリがオススメ

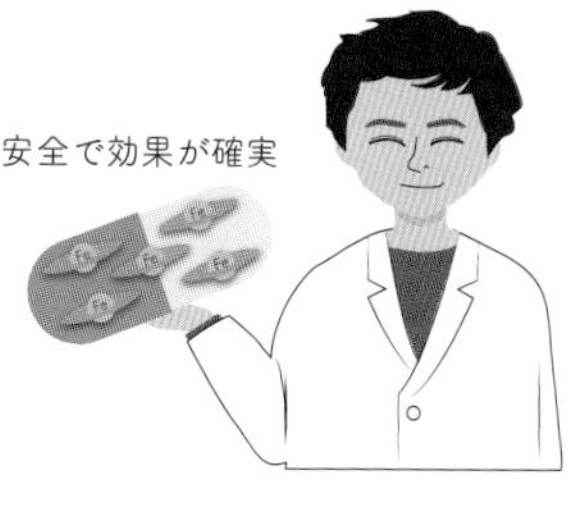

キレート鉄	ヘム鉄
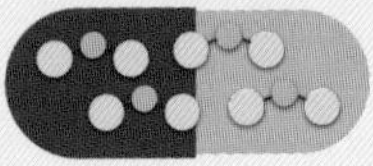	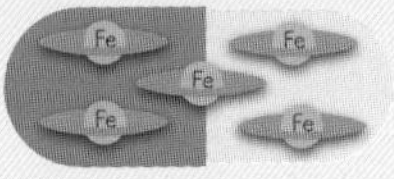
サプリメント	サプリメント
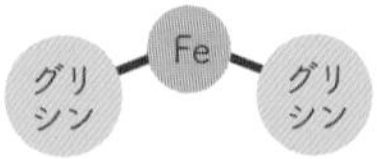 グリシン	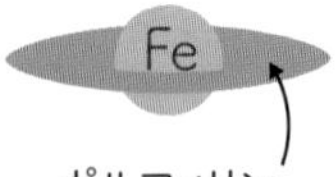 ポルフィリン
非生理的 アミノ酸の吸収経路から吸収	生理的 ヘム鉄専用の吸収経路 **HCP1** から吸収
比較的少ないが、 過剰症に注意	**最も少ない** 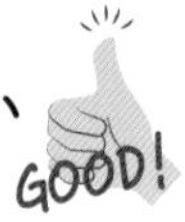
安い	高い
△ or ×	◎

鉄剤・鉄サプリの種類とその特徴

	鉄剤（非ヘム鉄）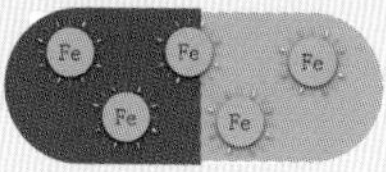
種類	保険薬
鉄を包んでいるもの	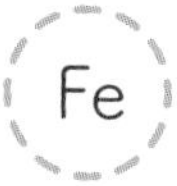 なし
吸収のされ方	生理的 ほかの2価ミネラルと同じ吸収経路 DMT1 から吸収
副作用	出やすい
価格	最も安い
おすすめ度	△ or ×

鉄サプリを摂らないほうがよい場合とは？

サプリメントの活用は、鉄を効率よく補給するのに有用ですが、注意しなければならない点があります。それは「炎症」があるときにはサプリでの鉄の積極摂取は控えるべきだ、ということです。

私たちの体は炎症があると感染が起こったととらえ、病原体が鉄を奪って増殖しないよう、鉄の体内への吸収をコントロールするホルモン「ヘプシジン」が増産されます。これは、腸や肝臓あるいはマクロファージといった鉄のリサイクル（P22参照）に関わる器官や細胞から、血中へと鉄を運ぶフェロポーチンという物質の働きを阻害します。これにより鉄の利用障害が起こり、炎症の原因物質に悪用される可能性も出てきてしまいます。

例えば、腸内の悪玉菌は腸内に過剰な鉄があればそれをエサにして増殖します。

つまり、炎症がある状態で積極的に鉄を補給しても、腸からの吸収がうまくいかないため貧血が治らないばかりか、炎症源である有害な菌などに燃料を投下することになってしまい、炎症を余計に強めてしまうことになりかねないのです。

鉄不足女子に比較的多く見られる炎症は、風邪などの感染症にかかっている場合やアトピー性皮膚炎、副鼻腔炎や進行した歯周病などが挙げられます。便秘や下痢などの便通異常が続くときも腸内に炎症が起こっている可能性があります。

まず炎症を改善する治療を行い、鉄の積極的な補給は、状態が落ち着いてからにすることが肝要です。この場合、食事からの鉄を摂るように心がけましょう。

体に炎症があるときは鉄サプリは控える

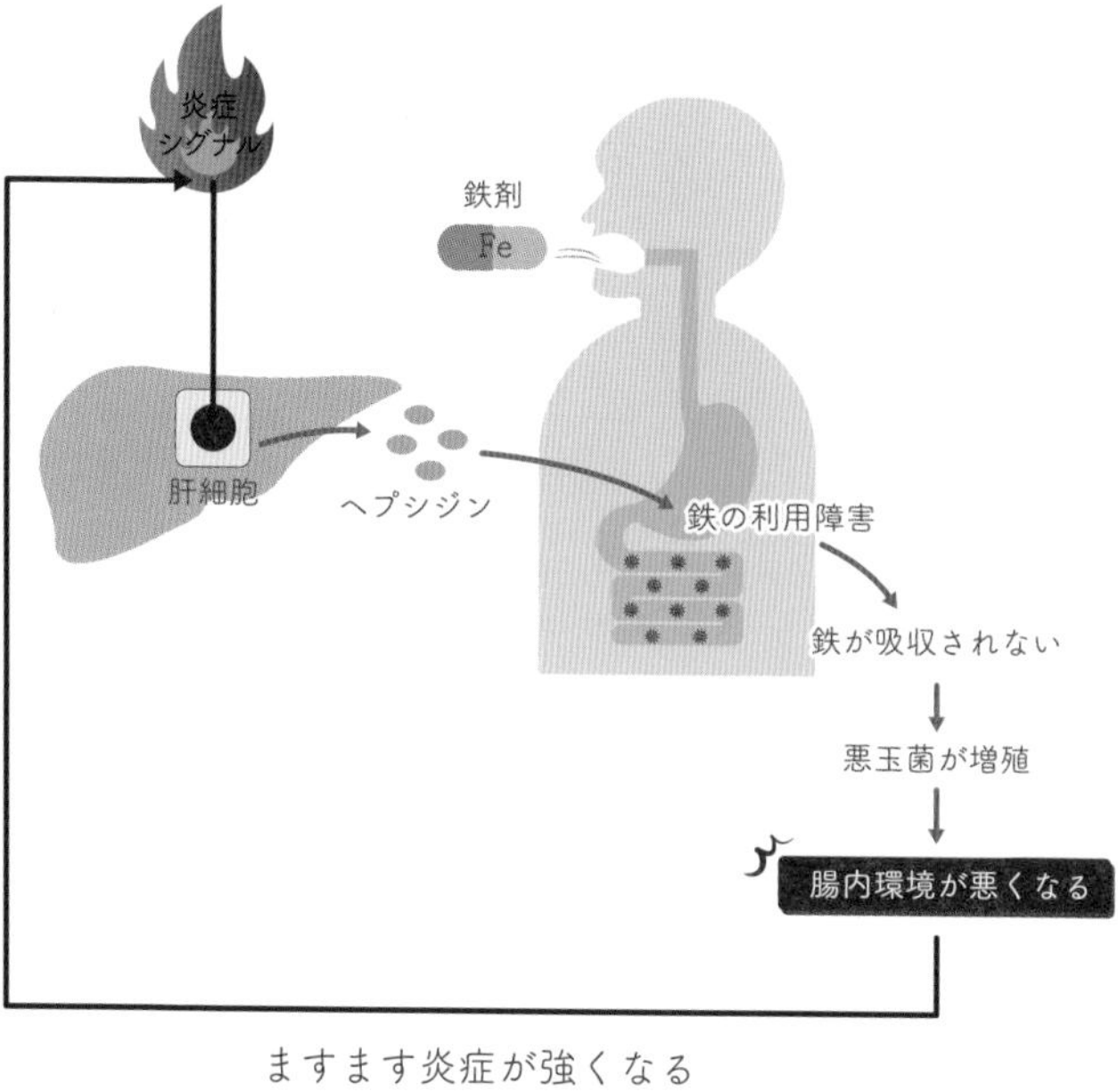

炎症があるとヘプシジンが鉄の利用障害を起こす

併用したほうがよいサプリメントとその量

〝鉄不足〟は鉄だけでなく、一緒に働く栄養素の摂取も必要です。鉄のほかに必要な栄養素を、ONCE分類別に見てみましょう。いずれのグレードにおいても、鉄以外の栄養素も同時に不足している可能性があり、一緒に補うと治療効果は格段に上がります。

O…「動悸・息切れ分類」では、主に元気な赤血球をつくるためのたんぱく質や、赤血球を上手に成熟させる葉酸や、ビタミンB_{12}などのビタミンB群、亜鉛の不足が考えられます。

N…「中途覚醒分類」では、おやすみホルモンのメラトニンをつくる過程で、ビタミンB群、ナイアシンなどが必要です。また、セロトニンからメラトニンへの変換に、マグネシウム（P111コラムマグネシウム不足参照）も必要です。もちろん、神経伝達物質の材料であるアミノ酸の供給源のたんぱく質は十分摂りましょう。

C…「コラーゲン分類」はどうでしょう。コラーゲンは、たんぱく質・鉄・ビタミンCの3点セットでつくられますから、たんぱく質とビタミンCは欠かせません。たんぱく質の合成に関わる亜鉛も、正常な皮膚の生まれ変わりを助けています。

E…「疲労分類」では、食べたものをエネルギーに変えるビタミンB群、ナイアシン、マグネシウムが必要です。

このように、鉄以外の必要な栄養素を満たすことで、より効果が出ます。

grade1以上の症状があるときはビタミンB群、Cをgradeに応じ

ONCE分類に基づくビタミンサプリメント摂取量の目安

grade	N 中途覚醒		C コラーゲン	E 疲労
0	—		—	—
1	N 250mg/日	VitB© 50mg/日	VitC 1g/日	VitB© 50mg/日
2	N N 500mg/日	VitB© VitB© 100mg/日	VitC VitC 2g/日	VitB© VitB© 100mg/日
3	N N N N 1000mg/日	VitB© VitB© 100mg/日	VitC VitC 2g/日	VitB© VitB© 100mg/日

N ナイアシンアミド　VitB© ビタミン Bcomplex　VitC ビタミン C

（注：ビタミン B の摂取量はビタミン Bcomplex 中の B_1 の量を用いています）

て摂る必要があります。

上図は、私がONCE分類に基づいて目安にしている鉄以外のサプリメントの量です。足りない栄養素は十分満たし、体が必要な分を利用してくれるというオーソモレキュラーの概念に基づいています。一般に水溶性のビタミンB群、Cは不要な分は尿で排出されるため、過剰になることはありません。ただし、ナイアシン必要量は個体差が大きく、多量に摂ると肝障害や吐き気などの症状が出ることがあるので、500㎎／日を超える量を摂る場合、栄養療法を行っている医師と相談してご使用ください。また、ミネラルは過度に摂ると過剰になったり、ミネラルバランスを崩すため、医療機関で定期的な測定をおすすめします。

原因

・摂取↓（偏った食事etc.）
・吸収↓（食品添加物、非ヘム鉄剤etc.）
・排泄↑（飲酒、糖尿病、利尿剤、スポーツetc.）
・需要↑（妊娠、授乳、成長期etc.）

亜鉛の役割

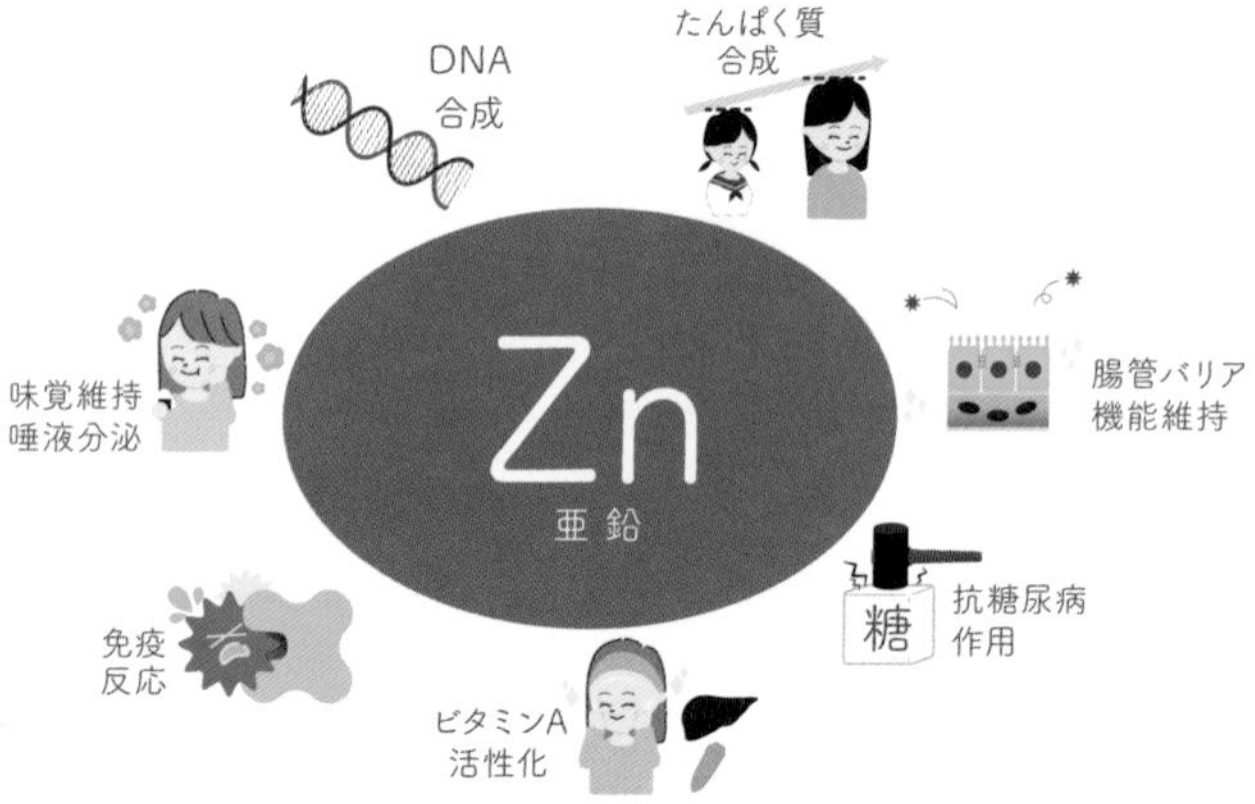

↓

不足すると

味覚障害	食欲不振
低身長	傷の治りが遅い
脱毛	口内炎
白髪	風邪をひきやすいなど

細胞増殖に Zn は非常に重要！

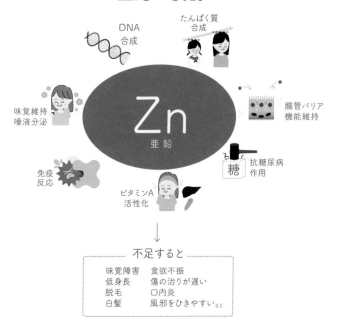

コラム

亜鉛不足

鉄不足の場合に、同時に不足しやすいのが亜鉛です。亜鉛はDNAの合成、つまり **細胞の増殖** に必要なミネラルです。また、インスリンなどのホルモンの構成や300以上の酵素に関わっています。不足すると皮膚症状をはじめ、味覚障害、食欲不振、脱毛・白髪、口内炎、傷の治りが遅い、風邪をひきやすい、血糖コントロール不良・リーキーガット症候群などの症状が現れます。

不足する原因は亜鉛を含む食品の摂取不足、食品添加物の摂取、アルコール（P78参照）、薬剤などが挙げられます。また、肝疾患、腎疾患、クローン病、潰瘍性大腸炎などの疾患、副鼻腔炎や喉、口腔内、腸の慢性炎症は、亜鉛欠乏を引き起こします。亜鉛は赤身の肉、牡蠣など動物性たんぱく質に多く含まれます。鉄不足女子は糖質過多、たんぱく質摂取不足の人が多いため、亜鉛不足も合併していることが多いのです。

亜鉛は2価の金属ですので、2価の金属専用のトランスポーター DMT１ から吸収されます。2価の金属である鉄・銅などのミネラルと吸収の競合が起きるので、注意が必要です。保険で処方される鉄剤は、長期的に服用すると、しばしば亜鉛の低下が見られます。一方ヘム鉄は、別のトランスポーターHCP1から吸収されますので、この点からも安心して摂れます。

原因

・摂取↓（全粒穀類・海藻の摂取不足etc.）
・排泄↑（飲酒、糖尿病、慢性下痢、薬剤、精製塩の過剰摂取etc.）
・需要↑（授乳、ストレス、糖質過多etc.）

↓

マグネシウムの役割

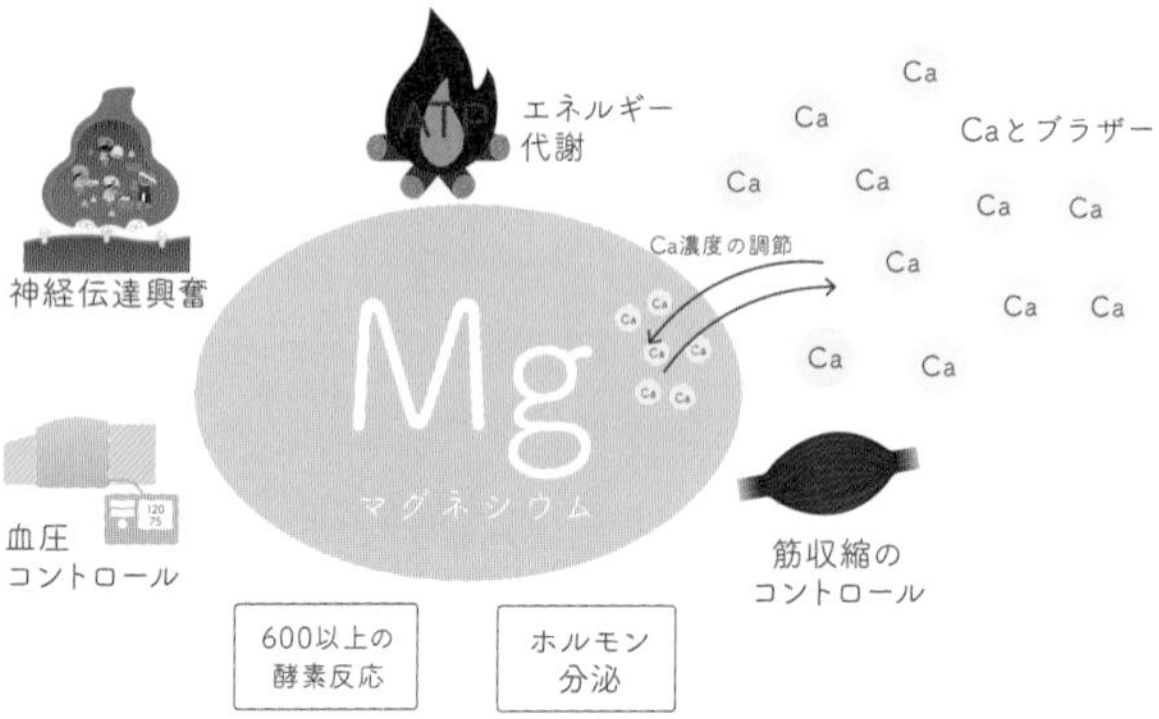

↓

不足すると

こむら返り　肩こり　高血圧
頭痛　不眠　不整脈
うつ　糖尿病など

Mg の不足している人は非常に多い！
睡眠、筋収縮、エネルギー産生に関与

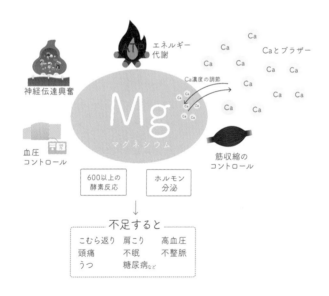

コラム

マグネシウム不足

マグネシウムの摂取に気をつけているという方、どのくらいいらっしゃるでしょうか？ マグネシウムはカルシウムと一緒に働く栄養素です。カルシウムの摂取は気をつけるけど、マグネシウムは特に気にしていない人のほうが多いのではないでしょうか？

マグネシウムは、エネルギー代謝、血圧のコントロール、核酸タンパク代謝、神経興奮、ホルモン分泌など600種類以上の酵素反応に関わっているといわれ、成人の体内に約25g存在し、骨に約60%、筋肉に約27%、血中に1%存在します。

また、カルシウムとは兄弟の関係にあるといわれ、細胞内のカルシウム濃度を一定に保つ働きがあります。カルシウムが細胞内に流入すると、筋肉の収縮が起こります。マグネシウムが不足すると筋肉の収縮コントロールができず、過収縮が起こってしまいます。これが、こむら返りの原因の一つです。筋肉の収縮が関与する心筋・脳血管をはじめとする血管の平滑筋などにも影響が出るため、頭痛、肩こり、めまい、不整脈、高血圧などの原因にもなるのです。

マグネシウムが血中に不足すると、骨からマグネシウムを取り出して、常にマグネシウムの量を一定に保とうとします。マグネシウム不足があっても、血液検査で低値になることは少ないため注意が必要です。

コラム

不足する原因は、マグネシウムを含む食品の摂取不足、白いパンや白米などの精製された食品の過剰摂取、アルコール、菓子などの加工食品の過剰摂取、ストレス、利尿剤などの薬の投与などです。

マグネシウムは緑色の野菜、海藻類、大豆食品、アボカド、ナッツなどに含まれます。また、自然塩にも豊富です。しかし、食品からの摂取は微量です。症状を改善するには、豆腐をつくるときの「にがり」を数滴飲み物などに入れることをおすすめしています。しかし、吸収されにくいミネラルなので、下痢をする人もいます。その際は、経皮吸収も可能ですから、入浴の際にマグネシウムフレークを入れたり、マグネシウムクリームを塗ったりする方法もあります。腎機能が低下している場合、余分なマグネシウムの排泄が十分にできないため、高マグネシウム血症を引き起こす可能性があり、経口摂取はおすすめできませんので医師の診断を受けてください。

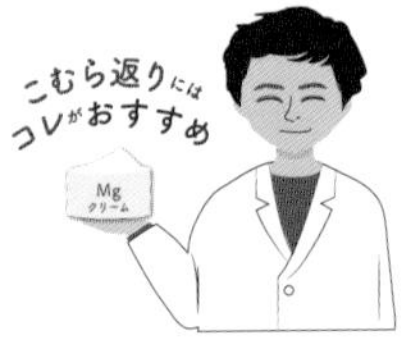
こむら返りには
コレがおすすめ
Mg
クリーム

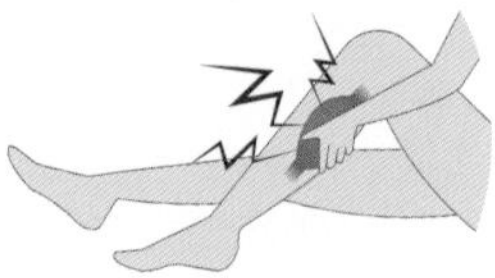

PART 6

2-week鉄活 Case Studies

元気になった！ 人生が変わった！

Case 1

BEFORE

朝は起きられず、
集中力も続かないため、
1年半の不登校に。

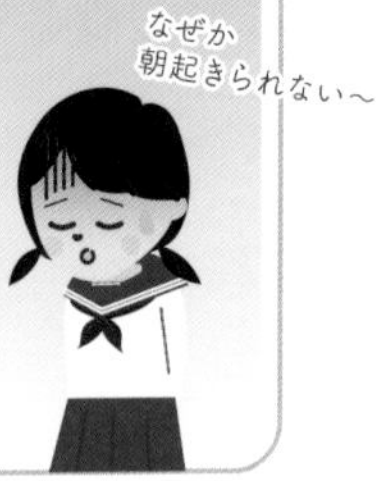
なぜか
朝起きられない〜

田中さん　13歳・女性

※ONCE分類（治療前）
O3 N3 C3 E3

AFTER

鉄を摂って2週間で
学校に通えるように！

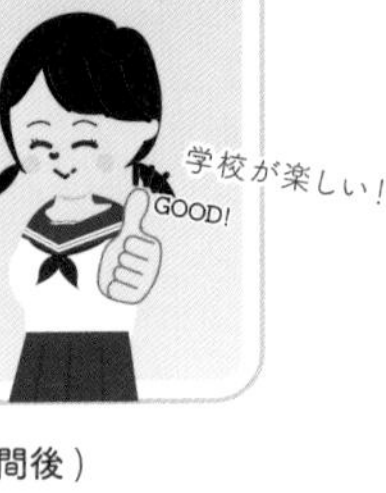
学校が楽しい！
GOOD!

※ONCE分類（2週間後）
O1 N0-1 C2 E0-1

私は受験をして希望の私立中学に入学したのに、朝体がだるくてなかなか起きられなくなり学校に行くのが苦痛になってしまいました。さらに勉強しても集中力が続かず、すぐに疲れてしまうのです。

頭痛もしょっちゅうあり、夜もなかなか寝つけずやっと眠れても悪夢を見て起きるという状態で、熟睡できませんでした。頭痛は脳神経内科に通い、内服薬で改善しましたが、そんな生活が続き、とうとう不登校になってしまいました。

ある日、胃が痛く母に連れられて石田先生のところで診療を受け、血液検査を行いました。先生からは「鉄分が足りていないのが不登校の原因」と言われ、ヘム鉄のサプリメントとビタミンB、ビタミンC、ナイアシンアミドのサプリメントを2週間飲むことになったのです。胃痛の原因はたんぱく質不足からくる消化不良といわれ、消化剤の投与ですぐ良くなりました。

すると、以前よりも寝つきが良くなり、朝もスッキリ起きられるようになってビックリ！ 疲れにくくなって、勉強にも集中でき、わずか2週間の治療で1年半ぶりに登校することができました。以前は胃もたれがするのに甘いものが食べたくなっていましたが、それもなくなりました。

だるさの原因が鉄不足だと分かって、解消できてよかったです。

記憶力や集中力が増し、成績もぐんぐんUP！ 今は難関大学への進学を目指しています。

● Doctor's Voice ●

思春期の女性は月経が始まることで鉄が不足し、不調を引き起こしてしまうケースがよくあります。

田中さんも血液検査をするとフェリチンの値が低く、鉄が不足していることは明らかでした。睡眠の質を高めるためには、体内時計を調節するホルモンであるメラトニンの働きが重要です。このメラトニンの原料がセロトニンで、鉄にはセロトニンの生成をサポートする役割があります。

そのため、鉄不足によって、セロトニン不足となり、メラトニンの働きが悪くなって、体内時計が狂い、うまく眠れなくなるということが起こります。

また、ビタミンB群もメラトニンと関わりが深いため、鉄と一緒にビタミンB群を摂ることで、しっかり眠れるようになります。

すると朝もスッキリ起きられるようになり、頭もはっきりして、英単語もスルスルと頭に入ってくるようになるのです。

子どもが原因不明の不登校になったり、受験を控えていて集中力が必要だったりする場合は、ぜひ一度、血液検査をしてフェリチンが足りているかどうかチェックしてみてください。

Case 2

BEFORE

夕方以降はだるくて何もできず、過食もひどい状態に。

植松さん　30歳・女性

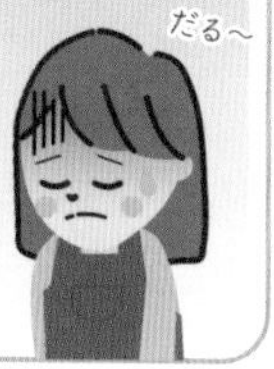

※ONCE 分類（治療前）
O2 N2 C2 E3

AFTER

鉄のおかげで家事ができるようになったのがうれしい。

※ONCE 分類（2週間後）
O1 N0-1 C1 E0-1

私は毎日、夕方になると体がだるく体調が悪くなり、やる気が落ちて、家事がまったくできなくなってしまっていました。

さらに甘いものをはじめ過食がひどくて、食欲のコントロールができず、自己嫌悪に陥っていました。

そんなときに石田先生から鉄不足であることを指摘され、2週間、集中してヘム鉄を中心に、ビタミンB、ビタミンC、ナイアシンアミドのサプリメントを摂ることになりました。

すると、次第に夕方以降のだるさが消え、やる気もわいてきて家事もちゃんとできるようになったのです。

過食もまったくなくなり、適切な量の食事が摂れるようになりました。

しっかり眠れて、朝も元気に起きられるようになりこれまでのだるさがうそのようになくなりました。

また、それまでは、かかとがカサカサしていたのですが、年のせいかなと思っていました。けれど、鉄を摂ってからカサカサがなくなったことには驚きました。

鉄が体にいかに重要な成分かが分かり、これからも鉄不足に気をつけて生活をしていきたいと思います。

● Doctor's Voice ●

糖質や脂質をエネルギーに変えるときに必要な栄養素が鉄です。

そのため鉄が不足すると、エネルギーがつくれず動けないという状態になるのです。

また、エネルギーがつくれないと、脳は危険を察して「エネルギーが足りないから糖質がもっと必要だ！」と指令を出し、甘いものをどんどん摂りたくなります。これが植松さんの 過食 の原因です。

鉄が補充されれば、エネルギー不足が解消し、甘いものも自然と食べなくなります。

ダイエットしたい人は、ぜひ鉄を摂ってください。

植松さんは、かかとのカサカサが治ったとのことですが、肌をつくるコラーゲンの生産には、たんぱく質、ビタミンC、鉄が必要です。

そのため、鉄が不足すると、肌が乾燥して、かかともカサカサし、爪が割れて線が入り、ぶつけるとアザができてしまいます。

お肉は鉄もたんぱく質も摂れるので、美肌には必須の食材です。

ぜひ、お肉をしっかり摂る食生活を心がけてください。

Case 3

BEFORE

仕事でミスが続き、
歩くのもしんどかった。

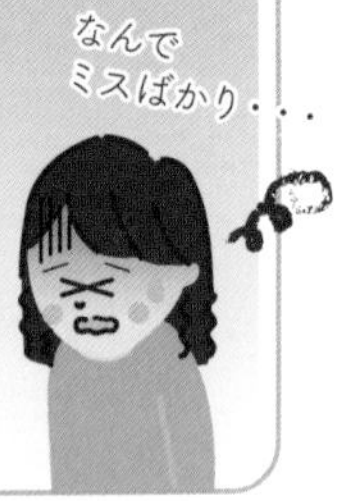
なんで
ミスばかり・・・

本田さん　48歳・女性

※ONCE分類（治療前）

O2 N3 C2 E3

AFTER

鉄を摂ると元気になり、
乾燥肌も改善！

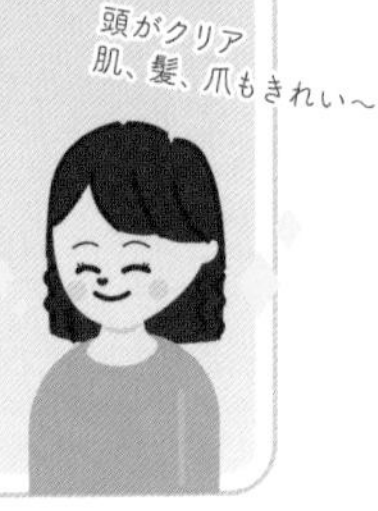
頭がクリア
肌、髪、爪もきれい〜

※ONCE分類（2週間後）

O1 N1 C0-1 E0-1

私はいつもだるくて、歩くのもしんどい状況でしたが、何か持病があるわけではないので、疲労がたまっているのかなと考えていました。

しかし、そのうち集中力がなくなり、仕事でもミスが増えて、落ち込むことが多くなりました。

思考もネガティブになり、「このままでは仕事をやめなければならないかも」と思うほど追い詰められていたのです。

そんなときに石田先生のところで血液検査をすると、フェリチンの値が低いことが分かりました。

そのためヘム鉄を中心とするサプリメントで栄養を補給したのですが、2週間もすると頭がクリアになって、仕事がちゃんとできるようになったのです。

以前は同じことを繰り返し考えてミスをしてしまったり、長い文章を理解するのがしんどかったりしたのですが、てきぱきと仕事ができ、量もこなせるようになりました。

フェリチンの値も正常になったので、鉄を飲む量を半分に減らしたところ、また徐々に疲れやすくなって、元の状態に逆戻りしてしまいました。

そのため、鉄の量をまた増やして、今はいい状態をキープできています。

鉄を摂ってから、肌にも変化が出てきました。

以前は乾燥対策として高い美容液を使っていましたが、今は基礎化粧品を塗るだけで肌がしっかり潤っています。

高い化粧品を使うより、鉄を摂ったほうが肌にはよいことを実感しています。

● Doctor's Voice ●

仕事をしっかりするうえで、栄養はとても大事です。

特に鉄不足になると、集中力が続かず、思考力や記憶力が低下し、仕事でミスが増えてしまうのです。

本田さんは鉄の量を半分に減らしたらまた調子が悪くなってしまいました。しかし、厚生労働省が推奨している鉄の量10.5mg（18〜49歳 月経のある女性）を摂ったとしても残念ながら、この量では鉄不足を改善できません。

そのため、栄養療法を行う医師のもとで、体の状態に合わせた量のサプリメントを処方してもらうことをおすすめします。

Case 4

BEFORE

うつ病で頭痛もひどく、
薬をいくつも飲んでいた。

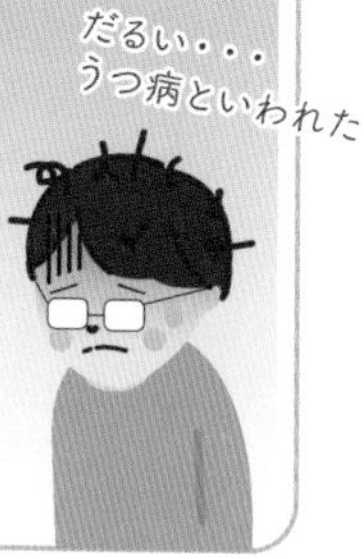
だるい・・・
うつ病といわれた

宮本さん　42歳・男性

※ONCE分類（治療前）
O1 N2 C1 E2

AFTER

頭がクリアになって、
仕事が1時間早く終わる
ようになった。

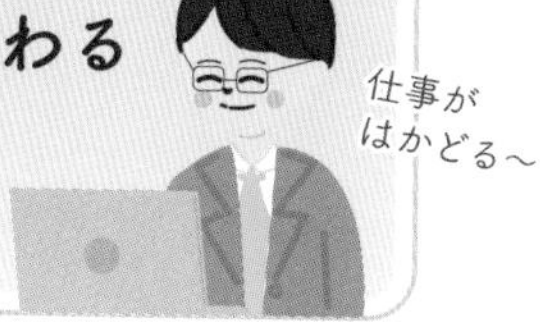
仕事が
はかどる～

※ONCE分類（2週間後）
O0 N0 C0 E0

私は銀行に勤めていますが、うつ病と診断され薬を飲みながら仕事に通っていました。

頭痛がひどく夜は寝つけず、ごはんもたくさん食べられないので、元気が出ずいつも体がだるい状態でした。

石田先生のところに行くと、フェリチンの値が低いことが分かり鉄が不足していると指摘されました。

鉄不足だったとはまったく思いもよらず、驚きました。

ヘム鉄とナイアシンアミドを主としたサプリメントを処方されて飲むと、頭がはっきりして仕事を早く片づけられるようになりました。

これまでよりも1時間早く上がれるようになり、明らかに体が変わったことを実感できました。

頭痛薬も飲まなくなり、夜もぐっすり眠れ、食事もしっかり摂れる健康的な体が戻ってきて、スポーツができるほど元気になりました。

うつ病の薬も手放すことができ、「もっと早く鉄不足だと分かっていれば、あんなにつらい思いをしなくてよかったのに……」と思いました。

• Doctor's Voice •

うつ病やパニック障害の人に鉄不足が多いことは知られており、鉄を補給することで症状の改善が見られる人も多いです。

気分の落ち込みは、実はうつ病ではなく、鉄不足からきていたというケースもあります。

神経症状が強い方には、ヘム鉄のほかナイアシンアミドのサプリを処方します。

うつ病の人は、鉄だけでなくナイアシン不足であることも多いからです。

エイブラム・ホッファーというカナダの精神科医は、「統合失調症が発症して5年以内であれば栄養療法で8割治る」と話しています。

統合失調症になると症状を抑えるために複数の薬を処方されるのですが、落ち着いて見えても本人は具合が悪いことが多いです。

しかし、ナイアシン、ビタミンC、ビタミンBを大量に入れると非常に症状が良くなるというデータがあります。

また、眠れない場合はベンゾジアゼピン系の睡眠薬を処方されますが、しばらく服用していると耐性ができて、元の量では足りなくなり、内服量が増えていきます。

すると神経系に異常が起こり、物覚えが悪い、物忘れが増えるといった頭の機能が落ちていきます。

当院では不眠だからといってすぐ睡眠薬は処方せず、まず栄養を整える治療を行っています。

Case 5

BEFORE

疲れやすく、やる気が出ない。
なぜか速く走れない。

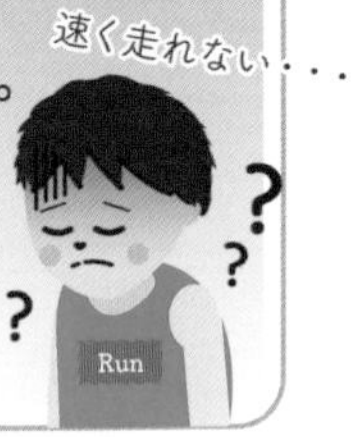

後藤さん　29歳・男性

※ONCE分類（治療前）
O1 N2 C0 E2

AFTER

マラソンランナーに
鉄は必要と実感。

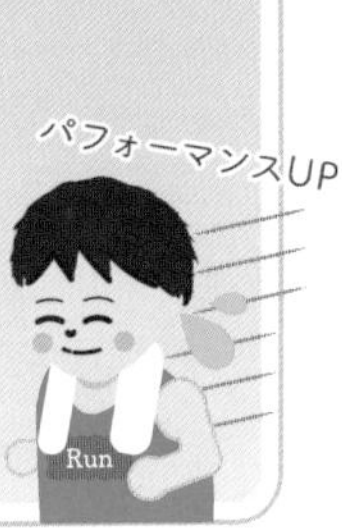

※ONCE分類（2週間後）
O0 N0-1 C0 E0

私は実業団のマラソンランナーとして活動しています。

半年前より軽いトレーニングでもすぐ疲れてしまい、以前のような瞬発力がなくなってきました。頭もボーっとして、常にもやがかかっているような感じでした。睡眠も3〜4時に目が覚めてしまったり、ネガティブな夢を見るようになっていました。食欲もなく、時間をかけないといつもの量が食べられなくなりました。

いくつかの病院を受診しても原因が分からず、栄養療法を取り入れている石田先生に相談したところ、ヘム鉄とビタミンB群、ナイアシンアミドと消化酵素のサプリメントを処方され、飲み始めてから数日でパフォーマンスが上がったことを実感でき、実は鉄が不足していたのだと分かりました。

スポーツをしていると鉄が失われやすいと聞いており、今は意識して鉄を摂るようにしています。

● Doctor's Voice ●

マラソンで汗を大量にかくと、鉄も汗から排出されます。

日常的にトレーニングを行うスポーツ選手は、1日にかく汗の量が一般人よりもかなり多く、汗から排出される鉄の量も多いのです。

また、ランナーをはじめ足裏に衝撃が多いスポーツ選手は、足の血管が潰れて赤血球が溶血し鉄不足になりやすいことが分かっています。

これは「運動性溶血性貧血」といわれています。

赤血球の寿命は120日程度で、骨髄で新しくつくられることで常に一定に保たれていますが、壊れてしまう赤血球の数が新しくつくられる数を上回ってしまうと、赤血球が少なくなり貧血を起こします。

このようにスポーツ選手は激しい運動によって貧血が起こりやすく、鉄剤で補給している人も多いのですが、非ヘム鉄の鉄剤を使うと胃腸障害が起きたり、過剰摂取の心配もあります。

そういった心配がないヘム鉄のサプリメントを使い、ヘモグロビンとフェリチンの値を定期的にモニタリングして、パフォーマンスの向上にうまく活用してもらいたいと思います。

おわりに

私は肝臓疾患をはじめとした消化器疾患を中心に研鑽を積み、2010年に広島ステーションクリニックを開業しました。

開院後、消化器疾患だけでなく、エコー検査で心臓疾患や血管系の疾患、あるいはCT検査で肺疾患など、画像診断学を追究しました。しかし、オーソモレキュラー栄養医学に出会い、画像診断と従来の血液検査の解釈では異常を指摘できない体の不調の原因の多くは栄養不足による症状であったことを知りたいへん驚きました。特に、生理のある女性はヘモグロビンという血色素の低下、いわゆる貧血がなくても多くの方は鉄欠乏の症状が大小あり、ビタミンB群、たんぱく不足もほぼ合併することによってさまざまな不調を引き起こしています。そして、本人だけでなく、ほとんどの医療機関で体調の不調の原因が鉄不足による栄養障害と気づくことなく、見過ごされているのです。

繰り返し申しますが、生理のある多くの女性は鉄が充足されていません。鉄を摂ることを心がける鉄活によって心も体も元気になって人生が変わります。

もっと多くの人に〝鉄活〟の大切さを知ってほしいという思いから本書が誕生しました。

栄養を整えたら、今まで億劫だった運動もできるはずです。最低週2回以上運動して筋肉をつけていただきたいと思います。週1回ではだめです。2回以上、それも時間があったらするのではなく、お風呂に入ったり、歯を磨くのと同じく生活のルーティンにしてほしいと思います。

そうすれば、本当の健康を手に入れ、きっとあなたの人生は輝かしいものになるでしょう。

本書を読むことで、みなさんが鉄活に励み、健康な心身を手に入れ幸せな人生を送ってくださることを願っています。

最後に、この本を書くにあたって栄養学の素晴らしさに共感し、執筆に協力してくれた当院の根本義章医師、杉原智子管理栄養士に感謝いたします。

広島ステーションクリニック　石田清隆

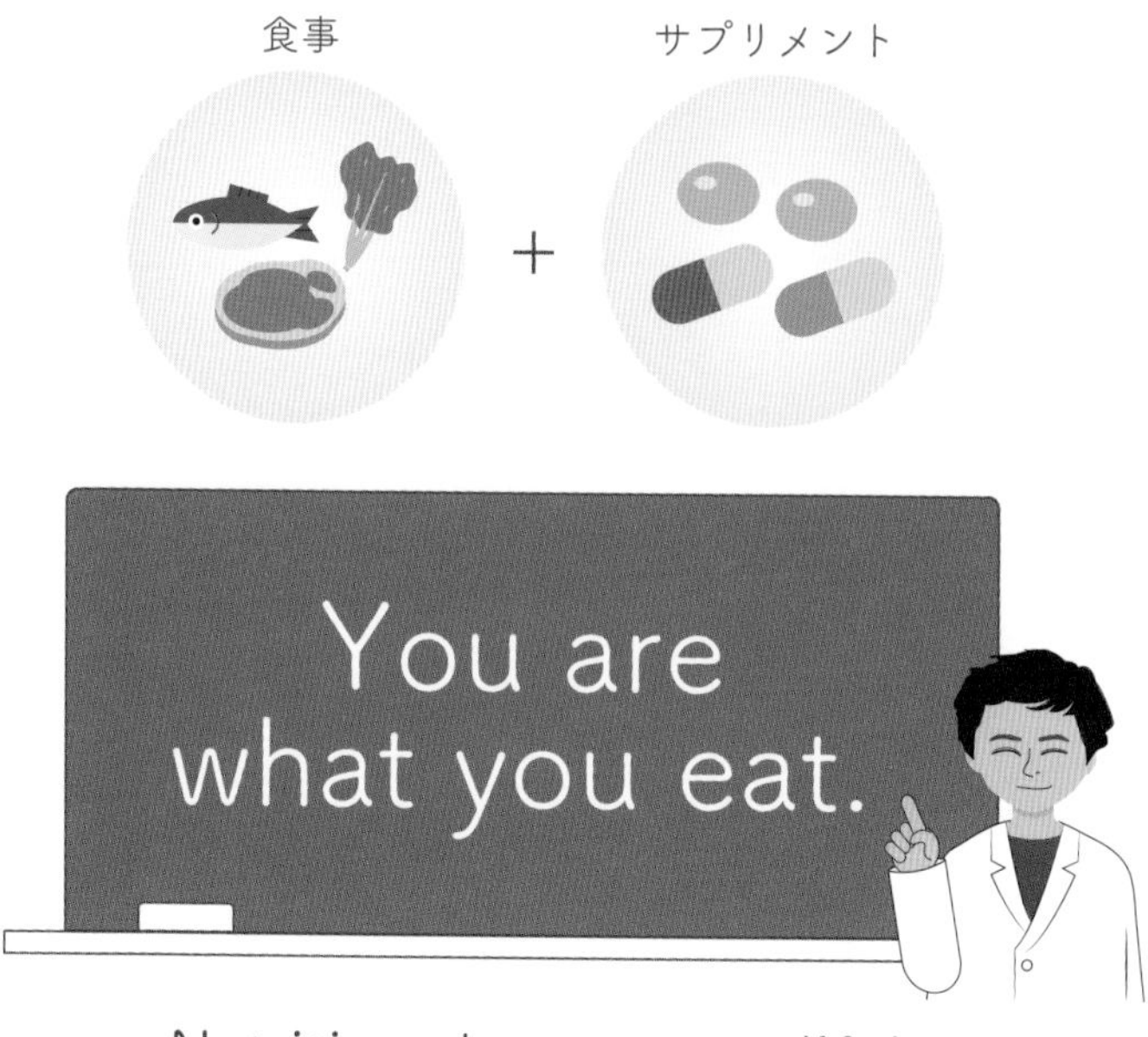

Nutrition changes your life!

鉄活で「人生」を変える！

〈著者紹介〉
石田清隆（いしだ きよたか）

医療法人広島ステーションクリニック 理事長

1960年生まれ。愛媛大学医学部卒業後、愛媛大学医学部第三内科に入局。肝臓学を専門とし、長年基幹病院の一線で肝細胞癌、ウイルス性肝炎の診療に携わってきた。愛媛県立中央病院内科医長、愛媛大学医学部肝がんチームチーフ、広島市立広島市民病院内科部長などを務め、2010年に広島ステーションクリニック開院。現在は、脂肪肝や糖尿病等の生活習慣病に対して、画像診断や栄養解析データをベースに徹底的な栄養・運動指導を行い、薬に頼らない治療を目指す。また、痩身や美容医療も得意としており、アンチエイジング専門「MILKY CLOUD Well-being Center」を2023年1月に開設。

本書についての
ご意見・ご感想はコチラ

人生を好転させる
2-week 鉄活

2023年3月17日　第1刷発行

著　者　　石田清隆
発行人　　久保田貴幸

発行元　　株式会社 幻冬舎メディアコンサルティング
〒151-0051　東京都渋谷区千駄ヶ谷4-9-7
電話　03-5411-6440（編集）

発売元　　株式会社 幻冬舎
〒151-0051　東京都渋谷区千駄ヶ谷4-9-7
電話　03-5411-6222（営業）

印刷・製本　中央精版印刷株式会社
イラスト　本田藍里

検印廃止

Printed in Japan
ISBN 978-4-344-93855-7 C0047
幻冬舎メディアコンサルティングＨＰ
https://www.gentosha-mc.com/